「肝臓クリニカルアップデート」投稿規定

- 本誌は消化器領域，おもに肝疾患に関する論文の投稿を歓迎します。
- 他誌に発表されていないもの（投稿予定のものを含む）で和文または英文掲載とします。
- 論文の採否は査読者の意見を参考にして編集委員が決定いたします。また編集方針に従って原稿の加筆，削除などをお願いすることがありますので，あらかじめご了承ください。
- 著者校正は原則として1度行います。共著の場合は校正者を指定して下さい。
- 原稿送付の際は，下記アドレスに電子メールで投稿するか，原稿（図・写真も含む）のコピーを1通と必ず使用ソフト名を明記の上，USB，CD-Rなどに保存したものを送付して下さい。

◆論文区分と原稿枚数について

400字詰原稿用紙（表題，要旨，図表の説明を含む）

| 原　著 | 20枚以内 | 臨床研究 | 20枚以内 |
| 症例報告 | 15枚以内 | 統　計 | 20枚以内 |

＊図・表・写真は1枚につき原稿用紙1枚分として枚数より差し引いて下さい。

◆原稿執筆について

1. 原稿は20字×20行，横書きとしてください。
2. 原稿の構成は，表紙①②，和文・英文要旨，本文，文献，表，図の説明，図として下さい。
   a. 表紙①には論文区分，和文の表題，著者名，所属，key words（3語以内）を記入して下さい。
   b. 表紙②には英文の表題，著者名，所属，key words（3語以内）を記入して下さい。最後に連絡先（住所・電話番号・FAX番号・さしつかえなければE-mailアドレス）を明記して下さい。
   c. 和文要旨は1枚の用紙に200字程度でお願いします。
   d. 英文要旨はA4ダブルスペースで200words以内にお願いいたします。英文論文の場合も同様にダブルスペースでタイプし，和文要旨につけて下さい。なお，英文要旨は著者責任でネイティブチェックを行うことが望ましい。
   e. 本文は，「はじめに」「対象・方法」（症例報告の場合は「症例」）「結果」「考察」の順とし，「まとめ」（結語）は必要と考えられたらおつけ下さい。
      イ．楷書，新かなづかいで句読点は正確におつけ下さい。
      ロ．単位の表示はmm，cm，ml，dl，l，μg，mg，kg，pH，N/10など標準的な表現でお願いします。
      ハ．略語を用いて結構ですが，初出には正確に正式の用語を用い，（以下……と略す）と明記して下さい。
   f. 文献は引用順として文中に肩付き番号をつけ，本文の末尾に番号順でまとめて下さい。
      イ．誌名を略記する場合，本邦のものは日本医学図書館協会編・日本医学雑誌略名表により，外国のものはIndex Medicus所載のものに従って下さい。

★雑誌の場合
著者名（3名まで，それ以上は"他"または"et al："とする）：題名．雑誌名　巻：頁（始めと終わり），発行年
　＜例＞　1）Hunter JG：Avoidance of bile duct injury during laparoscopic cholecystectomy. Am J Surg 162：71-76, 1991

　＜例＞　2）乾　和郎，中沢三郎，芳野純治，他：十二指腸乳頭炎の診断．胆と膵 21：109-113, 2000

★書籍・単行本の場合
著者名（3名，他）：題名．書名，（第何版），（編者名），頁（始めと終わり），出版社名，発行年
　＜例＞　1）Berk JE, Zinberg SS：Emphysematous cholecystitis. Bockus Gastroenterology, (Berk JK), 4th ed., 3610-3612, WB Saunders Company, Philadelphia, 1985
　　　　2）小川　薫，有山　襄：胆嚢癌の早期診断―X線検査法を中心に―．早期胆嚢癌，中澤三郎，乾　和郎編，68-79，医学図書出版，1990

g. 図（写真も含む）・表については本文中に貼り付けないで，必ず1枚ずつ別紙に貼付し，図表番号を記して下さい。
   イ．図・表は可能な限り日本語で表現して下さい。
   ロ．図・表の挿入箇所は本文原稿の右側欄外に明確に指示して下さい。
   ハ．写真は手札以上の鮮明なものをお願いします。また写真も図として番号をつけて下さい。写真に記号・矢印などを入れる場合はトレーシングペーパーを貼付し，その上からご記入下さい。
   ニ．カラー印刷をご希望の場合は実費をいただきます。

◆掲載誌および別刷について

1. 筆頭著者には，掲載誌を2部贈呈いたします。
2. 別刷を希望する場合は，50部単位で実費にて作製いたします。必要部数を校正の際にお知らせ下さい。

◆掲載料について

投稿論文の掲載は無料です。カラー印刷は，編集委員会が認めたもの以外は，著者の実費負担になります。迅速掲載には迅速掲載料を申し受けます。

尚，論文区分を問わず，薬剤・機器に関する論文については特別掲載料金となります。

◆ Letter To Editor

本誌掲載論文に対するコメント，肝臓クリニカルアップデートに掲載になった論文に対するコメント，日々の診療・研究の中での見解や疑問点，診療・診断のコツ，学術集会での体験記等，幅広い内容で掲載各種学術大会の印象記，その他を掲載します。原稿は1,600字以内。誌上匿名可。別刷は作成しません。

◆原稿送付・問合せ先

下記メールアドレスに電子メールで送付するか，コピー同封の上，簡易書留便でお送り下さい。
〒113-0033　東京都文京区本郷2-27-18　本郷BNビル2階
医学図書出版株式会社　「肝臓クリニカルアップデート」編集部
電話 03-3811-8210　FAX 03-3811-8236
http://www.igakutosho.co.jp/
E-mail：cud-kanzo@igakutosho.co.jp

＊掲載原稿ならびに記録媒体は，原則として返却いたしません。コピー，バックアップなどをおとりください。特に写真などで返却を希望する場合は，あらかじめその旨を明記してください。また，この紙面にてご提供いただきましたメールアドレス等の個人情報は，当社からの肝臓クリニカルアップデートに関する連絡以外には利用いたしません。また，当社以外の第三者に提供されることもありません。個人情報の利用を停止したい場合は，その旨を上記までお知らせください。直ちに停止いたします。

肝臓 クリニカルアップデート

Vol.4 No.1

CONTENTS

特集

肝疾患診療：残されたそして新たな課題

序文 ……………………………………………………………………………………………………… 1
東京大学大学院医学系研究科がんプロフェッショナル養成プラン・消化器内科学　建石　良介

1　C型非代償性肝硬変に対する抗HCV治療 ……………………………………………………… 3
東京医科歯科大学消化器内科　金子　俊, 他

2　核酸アナログ投与下でウイルス制御不十分な症例をどうするか ……………………………… 9
東京大学医科学研究所先端医療研究センター感染症分野　四柳　宏

3　進行肝細胞癌に対する治療をどう選択するか？ ……………………………………………… 13
金沢大学附属病院消化器内科　山下　竜也, 他

4　非B非C型肝癌の囲い込み ……………………………………………………………………… 21
東京大学大学院医学系研究科がんプロフェッショナル養成プラン・消化器内科学　建石　良介

5　原発性胆汁性胆管炎—残された課題 …………………………………………………………… 25
帝京大学医学部内科学講座　田中　篤

6　肝性脳症をどう診断して治療するか？ ………………………………………………………… 31
武蔵野赤十字病院消化器科　土谷　薫, 他

7　難治性腹水 ………………………………………………………………………………………… 37
三井記念病院消化器内科　大木　隆正

8　肝硬変に対する抗線維化治療薬 ………………………………………………………………… 45
東京都立駒込病院肝臓内科　西川　晃司, 他

9　NASHの薬物治療の最近動向 …………………………………………………………………… 51
東京女子医科大学消化器内科　徳重　克年

座談会　**肝癌分子標的薬治療におけるup-to-date** ………………………………………………… 55
司会：泉　並木
討論者：土谷　薫, 相方　浩, 上嶋　一臣

座談会 肝疾患における最新トピックス
〜増加傾向にある非アルコール性脂肪肝炎への非侵襲的アプローチ〜 67

司会：泉　並木
討論者：中島　淳，飯島　尋子，建石　良介

連載

◎若手に役立つ議論・オピニオンリーダーからのメッセージ

- 症例提示と診断
  IgG4 関連硬化性胆管炎（IgG4-SC） 73
  　　　　　　　横浜市立大学附属病院内視鏡センター　窪田　賢輔

- 症例提示と診断
  原発性硬化性胆管炎の診断 79
  　　　　　　　名古屋第二赤十字病院消化器内科　中沢　貴宏

◎画像診断と病理

- C 型肝炎ウイルス消失後の肝線維化の評価　病理 85
  　　　　　　　金沢大学医薬保健研究域医学系人体病理学　佐々木素子

- C 型肝炎ウイルス消失後の肝線維化の評価　MR エラストグラフィ 91
  　　　　　　　横浜市立大学附属病院肝胆膵消化器病学　留野　渉，他

◎新しい診断・薬の情報

- レゴラフェニブの登場により肝癌治療は多剤化学療法時代に 95
  　　　　　　　神奈川県立がんセンター消化器内科　森本　学，他

- リファキシミン 103
  　　　　　　　岩手医科大学消化器内科肝臓分野　遠藤　啓，他

◎各都道府県における肝疾患対策取り組みの現状

- 愛媛県における肝疾患対策取り組みの現状 107
  　　　　　　　愛媛大学大学院医学系研究科消化器・内分泌・代謝内科学　渡辺　崇夫，他

◎エキスパート外科医に聞いてみよう

- 腹腔鏡下肝切除術の進歩と安全性への取り組み 111
  　　　　　　　岩手医科大学医学部外科学講座　新田　浩幸，他

臨床研究

- Magnetic Resonance elastography による肝線維化評価：背景肝による変化 115
  　　　　　　　青森県立中央病院放射線部　角田　晃久，他

次号予告 121

Kanzo Clinical Update Vol.4 No.1

CONTENTS

Daily Clinical Practice in Liver Diseases : The Remaining and Emerging Issues

Introduction ··· 1
        Ryosuke Tateishi
Hepatitis C virus therapy for patients with decompensated cirrhosis ···················· 3
        Shun Kaneko, et al
The management of patients with suboptimal response to nucleos(t)ide analogues ······ 9
        Hiroshi Yotsuyanagi
What treatments should we select for patients with advanced hepatocellular carcinoma? ······ 13
        Tatsuya Yamashita, et al
Surveillance for Non-B, Non-C Hepatocellular Carcinoma ······························· 21
        Ryosuke Tateishi
Primary biliary cholangitis — issues to be solved ··· 25
        Atsushi Tanaka
Diagnosis and treatment of hepatic encephalopathy ··· 31
        Kaoru Tsuchiya, et al
Ascites unresponsive to standard diuretics ··· 37
        Takamasa Ohki
Anti-fibrosis therapeutic agents for liver cirrhosis ·· 45
        Koji Nishikawa, et al
Current and upcoming pharmacotherapy for NASH ··· 51
        Katsutoshi Tokushige

Series ··· 73

Evaluation of Hepatic Fibrosis by Magnetic Resonance Elastography : Changes in Background Liver ··············· 115
        Akihisa Kakuta, et al

IGAKU TOSHO SHUPPAN Co. Ltd. 2-29-8 Ohta Bldg. Hongo Bunkyo-ku, Tokyo 113-0033, JAPAN

特集

肝疾患診療：残されたそして新たな課題
序　文

建石　良介

東京大学大学院医学系研究科がんプロフェッショナル養成プラン・消化器内科学

　1990年代以降の肝疾患診療を顧みるに，ウイルス肝炎治療がその中心であったことは論を待たないであろう。1970年代から急増した肝癌に対して，慢性C型肝炎を撲滅することが最も根本的な解決法であり，インターフェロンを中心とした抗ウイルス療法の開発・最適化が最重要課題であった。そんななか，直接作用型抗ウイルス薬（direct-acting antiviral：DAA）によるインターフェロンフリーレジメンの登場は，大きな衝撃をもって迎えられた。その高い著効率と広い適応のため，超高齢者・非代償性肝硬変・高度進行肝癌患者を除けば，今や肝疾患専門医療機関においてHCV RNA陽性者はむしろ例外的といっても過言ではないほど減少している。このような劇的なパラダイムの変化は，医師人生のなかで一度あるかどうかぐらいであろう。大きな達成感を感じると同時に何か目標を失ったように感じる向きもあるかと思われる。しかし，足下から面をあげて周りをみわたせば，肝臓専門医が取り組まなければいけない課題は数多く残り，また新たに生まれてきている。C型肝炎においても肥満患者などを中心にSVR後も肝線維化の進展を認める例がある。また，進んだ肝硬変症例では肝機能の改善も十分ではなく，非代償化をきたす症例も散見される。このような患者に対して，肝線維化を改善する薬剤の開発が待たれる。近年，肝性脳症・難治性腹水といった肝硬変合併症に対する薬剤の開発が進んでいるが，いまだQOLの低下に苦しむ患者は多く，さらに治療法の開発・最適化に取り組む必要がある。DAAによってほとんどの症例でSVRが達成されるようになったが，SVR後も発癌は少なからず起こることが判明しており，その危険因子を明らかにし，サーベイランスを最適化することが求められている。一方で，若年者では，ほぼ発癌の危険性がない群を同定し，通院不要と宣言してあげることも必要かもしれない。核酸アナログの登場によってB型肝炎における肝不全は大幅に減少したが，最終的な目標であるウイルス排除への道のりは半ばであり，今後も研究・治療法の開発を継続する必要がある。C型同様ウイルス制御下でも肝発癌は完全には抑制されないため，高危険群に対するサーベイランスを継続する必要がある。

　肝癌診療に目を向ければ，C型肝炎関連肝癌の減少と時を同じくして，飲酒や肥満を背景とした生活習慣病としての肝癌が急速に増加している。これら非B非C型肝癌と呼ばれる集団は，種々の危険因子を複数伴ったheterogeneousな集団であり，C型肝炎のような突出した危険因子をもたないため，過去に培ったサーベイランス戦略が通用しない。実際，非B非C型肝癌の大部分が進行した状態で診断されており，過去数十年で向上し続けてきた肝細胞癌の5年生存率が，将来下降に転じる可能性も危惧される。早期診断のための新たな戦略を早急に立てる必要がある。また，背景因子を問わず，進行して診断された肝細胞癌の予後はいまだ不良であり，これらの患者の予後改善のためにさらに治療を進歩させる必要がある。増加する非B非C型肝癌の背景として，NASHの増加が推定されているが，いまだNASHの病態を改善する薬剤は確立されておらず，自然史・病態解明と並行して食事療法以外の治療法の確立が急務である。またNASHの増加は，肝臓専門医に肝臓が代謝の中心臓器であることを思い出させてくれた。

　肝疾患の撲滅は患者と専門医の究極の目標であるが，同時に永く続く終わりのない問題提起と対策と解決の連鎖の向こうにある。昨年永世7冠を達成された羽生善治氏が「将棋そのものを本質的にはわかっていない」と述べたように，肝疾患もわからないことだらけであり，われわれが目標を失って途方に暮れる時代が来ることもないと思う。

肝臓クリニカルアップデート

Chief Editor ：泉　　並木　　高山　忠利
Editorial Board：朝比奈靖浩　糸井　隆夫　海道　利実
　　　　　　　　佐々木素子　佐野　圭二　杉本　勝俊
　　　　　　　　建石　良介　土谷　　薫　宮山　士朗
　　　　　　　　森本　　学　山門亨一郎　山崎慎太郎
　　　　　　　　吉満　研吾　四柳　　宏

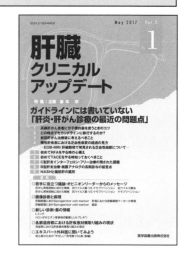

A4判／5月・10月，年2回発行
定　　価（本体　2,800円＋税）（送料共）
年間購読料（本体　5,600円＋税）（送料共）
《内容構成》特集・座談会・原著・臨床研究・症例報告・統計・連載

2018年肝臓クリニカルアップデート年間購読申込書

御名称（御社名）	
御名前	
御住所	〒　　－
TEL・FAX	TEL　　　　　　　　　　　　FAX
E-mail	

どちらかに○をお付けください。　　新規・継続

FAXの方は ＞＞ 03-3811-8236

この申込書をコピーして郵便、またはFAXにてお送りください。

医学図書出版株式会社

〒113-0033 東京都文京区本郷2-29-8 大田ビル
TEL：03-3811-8210　FAX：03-3811-8236
URL：http://www.igakutosho.co.jp
E-mail：info@igakutosho.co.jp
郵便振替口座　00130-6-132204

2018.5

特集

肝疾患診療：残されたそして新たな課題

1. C型非代償性肝硬変に対する抗HCV治療

金子 俊[*1], 朝比奈靖浩[*1,2]

東京医科歯科大学消化器内科[*1], 同肝臓病態制御学講座[*2]

要旨 C型肝炎ウイルス（hepatitis C virus：HCV）に対する抗ウイルス薬の進歩は目覚しく, ほぼすべてのHCV関連肝疾患の抗ウイルス療法が可能になってきたが, 最も予後が不良である非代償性肝硬変に対しては, 本邦では抗ウイルス療法の安全性が不確定という点で治療適応外となっている。本稿では, 非代償性肝硬変患者に対しても抗ウイルス療法により肝機能が改善しうるという最新の研究報告を中心にまとめ, 残された課題としてのC型非代償性肝硬変に対する抗HCV治療について概説する。

C型肝炎ウイルス, 非代償性肝硬変, 抗ウイルス療法

はじめに

1989年のHCVの発見以来, C型肝炎に対する抗ウイルス療法はインターフェロン（interferon：IFN）治療をベースとしてきたが, 持続的ウイルス学的著効（sustained virological response：SVR）率は低く, 副作用のため使用できない症例も多かった。しかし, 新たに開発された直接作用型抗ウイルス薬（direct-acting antiviral：DAA）の登場によりIFNフリー治療が選択可能となり高率にSVRが得られるようになった。またIFNフリー治療は副作用も少ないことからこれまでIFN治療不耐例や適応外とされてきた症例にも治療が可能となり, これらの症例のQOLおよび予後改善が期待される。しかし, 本邦では最も予後が不良である非代償性肝硬変に対しては, 現時点で抗ウイルス療法に関しての安全性と予後改善効果が確認されていないという点で治療適応外となっており, 予後改善および安全性を考慮した治療開発が喫緊の重要課題となっている。

I. C型肝炎治療の進歩

DAAによるIFNフリー治療については, 本邦では2014年7月にgenotype 1bに対しては世界初のIFNフリーとなるasunaprevir（ASV）+daclatasvir（DCV）が承認され, その後2015年6月には第2世代IFNフリーのledipasvir（LDV）/sofosbuvir（SOF）, 同年9月にはombitasvir/paritaprevir/ritonavir（OBV/PTV/r）, 2016年10月にはelbasvir（EBV）+grazoprevir（GZR）, そして2017年9月にはglecaprevir（GLE）/pibrentasvir（PIB）が次々に認可された。当大学および関連施設による約2,000例のコホートではIFNベース治療では50～80％であったSVR率がIFNフリー治療ではほぼ100％で副作用も少なく治療できるようになった[1]（図1）。

II. 非代償性肝硬変

「非代償性肝硬変」は肝臓や関連臓器の障害が高度で, 静脈瘤出血, 腹水, 肝性脳症, 黄疸, 出血傾向などを起こした状態を指し, 肝硬変であっても残存肝細胞や再生した肝細胞が十分にあり, 目立った症状を起こさない「代償性肝硬変」とは大きく異なる。

D'Amicoらによる1,649例の肝硬変システマティックレビューでは代償性肝硬変と非代償性肝硬変とでは予後が異なる（生存期間中央値はおのおの12年以上と2年以下）ことを示している[2]。肝硬変の予後予測に関する代表的なものとしてChild-

---

Hepatitis C virus therapy for patients with decompensated cirrhosis
Shun Kaneko[*1] and Yasuhiro Asahina[*1,2]
Department of Gastroenterology and Hepatology, Tokyo Medical and Dental University[*1]; Department of Liver Disease Control, Tokyo Medical and Dental University[*2]
key words : hepatitis C virus(HCV), decompensated cirrhosis, antiviral therapy

[*1] 文京区湯島1-5-45（03-5803-5877）〒113-8519

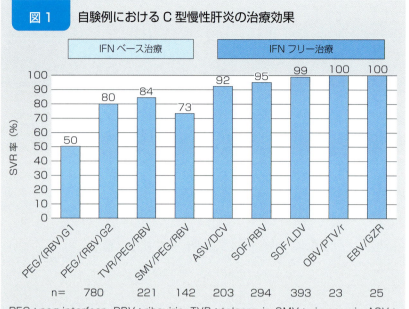

図 1　自験例における C 型慢性肝炎の治療効果

PEG：peg-interfeon, RBV：ribavirin, TVR：telaprevir, SMV：simeprevir, ASV：asunaprevir, DCV：daclatasvir, LDV：ledipasvir, SOF：sofosbuvir, OBV/PTV/r：ombitasvir/paritaprevir/ritonavir, EBV：elbasvir, GZR：grazoprevir
※EBV/GZR は SVR4

図 2　Child-Turcotte-Pugh（CTP）分類と予後

A：Child-Turcotte-Pugh（CTP）分類

	1 点	2 点	
脳症	ない	軽症（Ⅰ，Ⅱ）	時々昏睡（Ⅲ～）
腹水	ない	少量（1～3L）	中等量（3L～）
血清ビリルビン値（mg/dL）	2.0 未満	2.0～3.0	3.0 超
血清アルブミン値（g/dL）	3.5 超	2.8～3.5	2.8 未満
プロトロンビン活性値（%）	70 超	40～70	40 未満

各ポイントを合計して，その合計点で判定する。
Grade A（軽症）：5～6 点　代償性
Grade B（中等症）：7～9 点　代償性から非代償性への過渡期
Grade C（高度）：10～15 点　非代償性

B：Child-Turcotte-Pugh（CTP）分類別の生存率（文献 2 より引用改変）

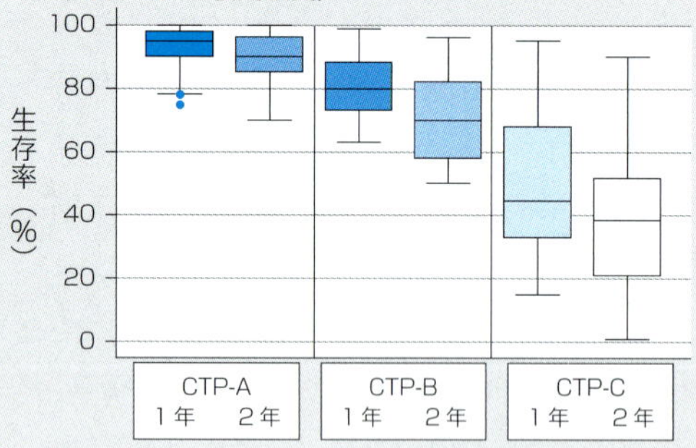

Turcotte-Pugh（CTP）分類, Model for End-Stage Liver Disease（MELD）score があげられる。まず CTP 分類は脳症，腹水，血清ビリルビン値，血清アルブミン値，プロトロンビン活性値で構成されており，各項目のポイントを加算してその合計点で分類する（図 2A）。D'Amico らのシステマティックレビューにおいて 23,797 例に関する検討では，観察期間は 31 ヵ月（中央値），死亡率 36%（中央値），生存期間 33 ヵ月（中央値），1 年累積生存率 78%（CTP-A/-B/-C 別では 95%，80%，45%），2 年累積生存率 75%（CTP-A/-B/-C 別では 90%，70%，38%）と報告されている（図 2B）[2]。また，一般に予後予測因子は，肝硬変のステージによって異なり，MELD score が代償性肝硬変患者での予後予測において有用性が低いのに対し，CTP 分類は代償期でも非代償期でも高い精度で予後を予測できる因子であるとしている[2]。一方 MELD score はクレアチニン，ビリルビン，プロトロンビン時間（INR）の 3 項目に基づいて評価される[3]。非代償性肝硬変において高い予後予測能をもち，とくに肝移植待機中の肝硬変患者における短期の予後予測に関する MELD score の有用性は多くの研究で報告されている（図 3）[3, 4]。これらの報告から非代償性肝硬変は予後不良であることが示されており，肝移植，肝庇護療法などの限られた治療の選択肢に加えて安全性をふまえた上で新たに抗ウイルス療法の位置づけを行う必要があると考えられる。

図3 Model for End-Stage Liver Disease (MELD) scoreと予後

A

MELD score= $9.57 \times \log_e$ creatinine (mg/dL)$+3.78 \times \log_e$ bilirubin (mg/dL)$+11.20 \times \log_e$ INR$+6.43$ (constant for liver disease etiology)

B：MELD scoreに基づいた3ヵ月死亡率
（文献3より引用改変）

	MELD				
	<9	10～19	20～29	30～39	>40
人数	124	1,800	1,098	295	120
死亡率(%)	1.9	6.0	19.6	52.6	71.3

図4 AASLD/IDSAのガイドラインにみるC型非代償性肝硬変の治療選択
（文献11より引用改変）

Genotype 1, 4, 5, 6のribavirin適格C型非代償性肝硬変

推奨	期間	Rating
Ledipasvir (90mg)/sofosbuvir (400mg)+ribavirin (600mg～経過をみて増量)	12週	I, A
Sofosbuvir (400mg)/velpatasvir (100mg)+ribavirin (体重換算量)	12週	I, A
※Genotype1, 4のみ Daclatasvir (60mg)/sofosbuvir (400mg)+ribavirin(600mg～経過をみて増量)	12週	I, B

Genotype 2, 3のribavirin適格C型非代償性肝硬変

推奨	期間	Rating
Sofosbuvir (400mg)/velpatasvir (100mg)+ribavirin (体重換算量)	12週	I, A
Daclatasvir (60mg)/sofosbuvir (400mg)+ribavirin (600mg～経過をみて増量)	12週	II, B

Genotype 1, 4, 5, 6のribavirin不適格C型非代償性肝硬変

推奨	期間	Rating
Ledipasvir (90mg)/sofosbuvir (400mg)	24週	I, A
Sofosbuvir (400mg)/velpatasvir (100mg)	24週	I, A
※Genotype1, 4のみ Daclatasvir (60mg)/sofosbuvir (400mg)	24週	II, C

Genotype 2, 3のribavirin不適格C型非代償性肝硬変

推奨	期間	Rating
Sofosbuvir (400mg)/velpatasvir (100mg)	24週	I, A
Daclatasvir (60mg)/sofosbuvir (400mg)	24週	II, C

III．非代償性肝硬変の抗ウイルス療法に関して

　これまで海外におけるいくつかの臨床試験のデータではCTP-Cを含む非代償性肝硬変患者に対してDAA治療前と治療後12週では臨床的に肝機能が改善されることが示されている[5〜8]。しかしながら，これらの改善効果は肝関連死や肝移植を回避するのには必ずしも十分とはいえないものもあり，治療した症例すべてがDAAの恩恵を受けられるとも限らない[9]。これらDAA治療を受けた症例のなかで死亡した症例の多くは背景の肝疾患の重症度が影響していたと考えられるが，現時点で明らかな予後因子は不明である。とくにMELD scoreが18〜20を超えるもしくは重度の門脈圧亢進症があるような症例においてはDAA治療より肝移植を優先したほうが良い可能性も示唆されている[10]。AASLD/IDSA[11]，EASL[12]のガイドラインでは臨床試験およびreal worldのデータから図4のように治療および薬剤選択が示されている。各薬剤の代表的なデータ，とくに肝機能，予後改善効果に関して次に概説する。

1．LDV/SOF

　代表的な臨床試験としてはSOLAR-1[7]，SOLAR-2[5]がある。

　SOLAR-1はCharltonらが報告した米国における多施設共同研究でgenotype 1または4のC型非代償性肝硬変108例（CTP-B 59例，CTP-C 49例）に対して，LDV (90mg)/SOF (400mg)+ribavirin (RBV) (600〜1,200mg) の12週投与群と24週

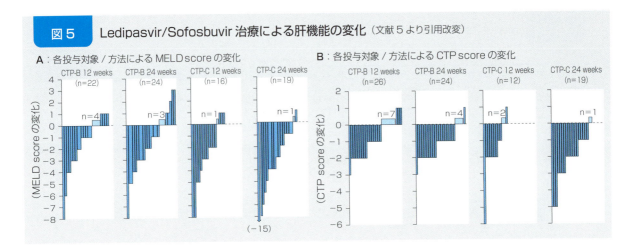

図5 Ledipasvir/Sofosbuvir治療による肝機能の変化（文献5より引用改変）

投与群をランダム化した試験である[7]。7例の肝移植症例を除き，SVR率はCTP-Bで12週投与群が87%，24週投与群で89%，CTP-Cでは12週投与群86%，24週投与群87%であった。CTP-B/-Cの多くは治療後4週でCTP，MELD scoreが改善した。多くの有害事象はRBVに関係するものであり，RBVの投与中央値は600mgであった[7]。一方，SOLAR-2[5]はMannsらが報告した多施設共同研究でヨーロッパ，カナダ，オーストラリア，ニュージーランドにおいてgenotype 1または4のC型非代償性肝硬変333例に対して，LDV（90mg）/SOF（400mg）+RBV（600～1,200mg）12週投与群と24週投与群をランダム化した試験である。本研究では肝移植前のCTP-B/-Cの107例はコホートA，肝移植したCTP-A，-B，-C，fibrosing cholestatic hepatitisの227例はコホートBとして検討しており，Hgb>10，eGFR>40mL/minの症例を対象としていた。コホートAのgenotype 1のSVR12率はCTP-B 12週投与群87%（20/23），24週投与群96%（22/23），CTP-C 12週投与群85%（17/20），24週投与群78%（18/23）であった。12週投与群と24週投与群で著効率に有意な差は認めず，LDV（90mg）/SOF（400mg）+RBV（600～1,200mg）12週投与は肝移植前後にかかわらず非代償性肝硬変を含む進行期肝硬変にも有効な治療であった。治療後12週後の評価では72%（58/81）の症例でMELD scoreの改善がみられた。CTP分類ではCTP-B→-A 28%（14/50），CTP-C→-B 68%（21/31）へと改善がみられた（図5）[5]。Real worldデータとしてはFosterらや，Terraultらの報告[13, 14]があり，Fosterらの報告ではSVR12率はLDV/SOF+RBV 12週投与群91.3%，LDV/SOF 12週投与群84.6%であり，MELD scoreは改善42%/悪化11%であった。14症例が死亡し，26%で有害事象を認めたが治療に関連したものでなかったとされている。

2. SOF/Velpatasvir（VEL）

近年，genotype 1～6に有効な第2世代のNS5A阻害剤VELが開発され，SOF/VEL 12週併用を基本とした臨床試験ASTRAL-1～4が行われた[6, 15, 16]。とくにASTRAL-4は非代償性肝硬変（genotype 1～4, 6）に対するSOF（400mg）/VEL（100mg）12週，24週，SOF/VEL+RBV 12週の3群のランダム化試験であり，SVR率は，全症例で順に83%（75/90），86%（77/90），94%（82/87），genotype 1症例に限ると，88%（60/68），92%（65/71），96%（65/68）であった。さらにこの臨床試験においてSVRが得られた症例では治療後12週の時点におけるMELD scoreは治療開始時MELD<15の比較的状態の良い症例で，改善51%/不変22%/悪化27%，より状態の悪いMELD≧15の症例では改善81%/不変12%/悪化7%であったと報告されている（図6）[6]。また副作用は各群とも同様であり，重篤な副作用を16～18%（死亡3%）に認めたが治療関連と判断されたものは0～1%であった。

3. DCV+SOF

代表的な臨床試験としてはPoordadらによるALLY-1[17]があり，CTP-A/-B/-C 60症例または肝移植後の再発53症例に対してDCV（60mg）/SOF（400mg）+RBV（600～1,000mg）12週投与を行った。本試験はgenotype 1～4が対象でとくに1型は75%含まれていた。SVR12率はCTP-A 92%（11/12），-B 94%（30/32），-C 56%（9/16）であ

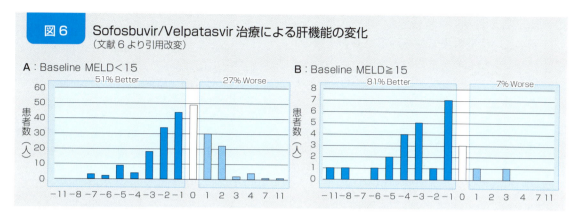

図6 Sofosbuvir/Velpatasvir治療による肝機能の変化
（文献6より引用改変）

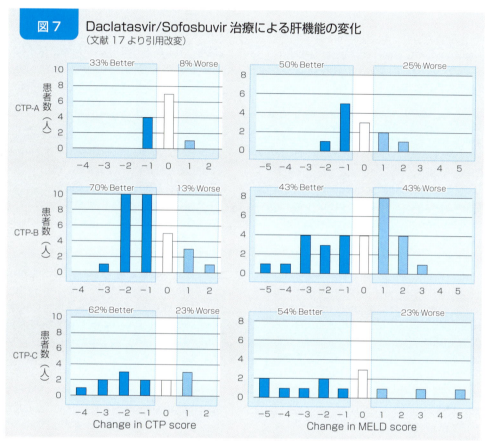

図7 Daclatasvir/Sofosbuvir治療による肝機能の変化
（文献17より引用改変）

り，治療後4～12週の肝機能についてCTP分類stageごとのCTP, MELD scoreの変化は図7の通りであるが，全体としてCTP score改善60%/不変25%/悪化15%，MELD scoreは改善47%/不変18%/悪化35%であった。Real worldとしてはLDV/SOFと同様，Fosterらの報告[13]があり，genotype 1のCTP≧7非代償性肝硬変，肝移植後のHCV再発，HCV肝外合併症患者に対してDCV（60mg）/SOF（400mg）＋RBV（600～1,000mg）またはDCV（60mg）/SOF（400mg）を12週投与したところSVR12率はそれぞれ88%（30/34），50%（2/4）であった。この研究では91%の患者がRBV治療を受け，6%が中止，20%が減量になった。

おわりに

これまで述べてきたようにC型非代償性肝硬変に対してもIFNフリー治療により多くの症例でSVRが得られており，治療終了後にCTP, MELD scoreの改善を認めている症例も多くみられている。現在，本邦でもC型非代償性肝硬変に対するSOF/VEL±RBVの治験が進められており，認可されれば重要な治療選択肢として期待される。

肝移植前の非代償性肝硬変に対して抗HCV治療を行うことにより，肝機能が改善し，肝移植が回避できる可能性もある一方で，肝機能が悪化する症例もあるため，IFNフリー治療が非代償性肝

硬変の自然経過をどのように修飾しているのか，あるいはより良い治療対象を見極めるための予後因子にはどのようなものがあるのかなど，さらなる検討が望まれる。

参考文献

1) Nagata H, Nakagawa M, Asahina Y, et al : Effect of interferon-based and -free therapy on early occurrence and recurrence of hepatocellular carcinoma in chronic hepatitis C. J Hepatol 67 : 933-939, 2017
2) D'Amico G, Garcia-Tsao G, Pagliaro L : Natural history and prognostic indicators of survival in cirrhosis : a systematic review of 118 studies. J Hepatol 44 : 217-231, 2006
3) Wiesner R, Edwards E, Freeman R, et al : Model for end-stage liver disease (MELD) and allocation of donor livers. Gastroenterology 124 : 91-96, 2003
4) Cholongitas E, Marelli L, Shusang V, et al : A systematic review of the performance of the model for end-stage liver disease (MELD) in the setting of liver transplantation. Liver Transpl 12 : 1049-1061, 2006
5) Manns M, Samuel D, Gane EJ, et al : Ledipasvir and sofosbuvir plus ribavirin in patients with genotype 1 or 4 hepatitis C virus infection and advanced liver disease : a multicentre, open-label, randomised, phase 2 trial. Lancet Infect Dis 16 : 685-697, 2016
6) Curry MP, O'Leary JG, Bzowej N, et al : Sofosbuvir and Velpatasvir for HCV in Patients with Decompensated Cirrhosis. N Engl J Med 373 : 2618-2628, 2015
7) Charlton M, Everson GT, Flamm SL, et al : Ledipasvir and Sofosbuvir Plus Ribavirin for Treatment of HCV Infection in Patients With Advanced Liver Disease. Gastroenterology 149 : 649-659, 2015
8) Welzel TM, Petersen J, Herzer K, et al : Daclatasvir plus sofosbuvir, with or without ribavirin, achieved high sustained virological response rates in patients with HCV infection and advanced liver disease in a real-world cohort. Gut 65 : 1861-1870, 2016
9) Belli LS, Berenguer M, Cortesi PA, et al : Delisting of liver transplant candidates with chronic hepatitis C after viral eradication : A European study. J Hepatol 65 : 524-531, 2016
10) Terrault NA, McCaughan GW, Curry MP, et al : International Liver Transplantation Society Consensus Statement on Hepatitis C Management in Liver Transplant Candidates. Transplantation 101 : 945-955, 2017
11) AASLD/IDSA HCV Guidance : Patients With Decompensated Cirrhosis. Recommendations for Testing, Managing, and Treating Hepatitis C, https://www.hcvguidelines.org/unique-populations/decompensated-cirrhosis, 2017
12) European Association for the Study of the Liver : EASL Recommendations on Treatment of Hepatitis C 2016. J Hepatol 66 : 153-194, 2017
13) Foster GR, Irving WL, Cheung MC, et al : Impact of direct acting antiviral therapy in patients with chronic hepatitis C and decompensated cirrhosis. J Hepatol 64 : 1224-1231, 2016
14) Terrault NA, Zeuzem S, Di Bisceglie AM, et al : Effectiveness of Ledipasvir-Sofosbuvir Combination in Patients With Hepatitis C Virus Infection and Factors Associated With Sustained Virologic Response. Gastroenterology 151 : 1131-1140, 2016
15) Feld JJ, Jacobson IM, Hézode C, et al : Sofosbuvir and Velpatasvir for HCV Genotype 1, 2, 4, 5, and 6 Infection. N Engl J Med 373 : 2599-2607, 2015
16) Foster GR, Afdhal N, Roberts SK, et al : Sofosbuvir and Velpatasvir for HCV Genotype 2 and 3 Infection. N Engl J Med 373 : 2608-2617, 2015
17) Poorrad F, Schiff ER, Vierling JM, et al : Daclatasvir with sofosbuvir and ribavirin for hepatitis C virus infection with advanced cirrhosis or post-liver transplantation recurrence. Hepatology 63 : 1493-1505, 2016

特集

肝疾患診療：残されたそして新たな課題
2. 核酸アナログ投与下でウイルス制御不十分な症例をどうするか

四柳 宏
東京大学医科学研究所先端医療研究センター感染症分野＊

要旨 核酸アナログ投与下でHBV DNAが陰性化しない場合はウイルス制御不十分と判断する。判断は投与後48週時点で行うが，HBV DNA量が低下傾向にある場合は経過観察する。HBV DNAが2,000IU/Lを切らない場合は，治療方針を変更する必要がある。使用中の核酸アナログと交叉耐性のない薬剤への変更ないし追加が原則である。

 アドヒアランス，耐性変異，交叉耐性

はじめに

核酸アナログ療法を行う際の目標は"高感度法で測定したHBV DNAが陰性化すること"であり，この目標が達成できない場合は"ウイルス制御不十分"と考えられる。

I．まず確認すべきこと

核酸アナログ投与下でHBV DNAが陰性化しない場合は治療効果不十分と判断するが，①毎日薬を飲んでいるか，②（エンテカビル（ETV）の場合）きちんと食間に飲んでいるか，③胃全摘手術など薬剤の吸収を低下させる処置が行われていないか，を確認する必要がある。

II．"治療効果不十分"について

これら3条件を満たしているにもかかわらず核酸アナログ投与開始後12ヵ月時点でHBV DNAが陰性化していない場合には，治療効果は十分とはいえない。HBV DNAの陰性化の基準はEASLのガイドラインには10IU/mL（1.0LogIU/mL）と記載されている。したがって現在一般に用いられている高感度法で陽性の場合，すべて"治療効果不十分"と判断される。

"治療効果不十分"には，①primary nonresponse，②partial virological response，③viral breakthroughのいずれかの場合である。

1. Primary nonresponse

治療開始3ヵ月時点でHBV DNA量が10分の1以下に低下しない場合。前述の3条件がないにもかかわらずprimaty nonresponseになるのは，薬剤耐性変異のある場合と考えられる。

2. Partial virological response

治療開始3ヵ月時点でHBV DNA量が10分の1以下に低下するものの，12ヵ月時点でHBV DNAが陰性化しない場合。ウイルス制御の不十分な症例は，①もともとの増殖力が旺盛でウイルス増殖を抑えられない例，②薬剤感受性を低下させる変異がもともとある場合と考えられる。

3. Viral breakthrough

薬剤投与中にHBV DNAの10倍以上の上昇をみる場合。薬剤耐性変異・感受性を低下させる変異を獲得することが原因と考えられる。

The management of patients with suboptimal response to nucleos(t)ide analogues
Hiroshi Yotsuyanagi
Division of Infectious Diseases, Advanced Clinical Research Center The Institute of Medical Science, The University of Tokyo
key words : adherence, resistant mutation, cross-resistance

＊港区白金台4-6-1（03-3443-8111）〒108-8639

表1 核酸アナログ製剤に対する薬剤耐性変異 (文献1より引用改変)

	ラミブジン	アデホビル	エンテカビル	テノホビル
Wild-type	S	S	S	S
M204I	R	S	I	S
L180M+M204V	R	S	I	S
N236T	S	R	S	I
A181T/V	I/R	R	S	I
L180M+M204V/I±I169T±V173L±M250V	R	S	R	S
L180M+M204V/±T184G±S202I/G	R	S	R	S

S：sensitive, I：intermediate, R：resistant

III．"治療効果不十分"の場合の対応—総論—

前項1.〜3.のいずれかにより効果不十分と判断した場合，HBV DNAが減少傾向であれば，現在第一選択薬として用いられるETV, テノホビルジソプロキシルフマル酸塩（TDF），テノホビルアラフェナミド（TAF）については治療を継続するが，減少傾向がなければ治療薬を変更する。とくにHBV DNA量2,000IU/mL（3.3LogIU/mL）以上では治療薬を変更すべきである。治療中にHBV DNAが1.0LogIU/mL以上上昇するブレイクスルーでは迅速に治療薬を変更する。

なお，陰性化していたHBV DNAが一時的に増加すること（blip）はアドヒアランスが良好であっても認めることがある。その詳細なメカニズムは不明であるが，HBV DNAの陽性化がそのまま薬剤耐性獲得を意味するわけではないことに注意が必要である。

IV．薬剤耐性・低感受性と考えられた場合の対応

"治療効果不十分"と判定された場合の対応を考える際には，その時点でのHBV DNAの配列を決定し，*in vitro* での薬剤耐性変異をみて判断することが望ましいが，日常臨床で行うのは難しい。そのため，薬剤耐性変異に関する *in vitro* の結果をみて判断することになる。*In vitro* の結果は表1[1]に示す通りである。ここに記載されていないアミノ酸置換が薬剤感受性を低下させる可能性があることが報告されており[2,3]，注意が必要である。

実際の対応にあたっては，①抗ウイルス薬が単剤で投与されていた場合と，②抗ウイルス薬が2剤以上投与されていた場合，の二つに分けて考えると理解しやすい。

V．抗ウイルス薬が単剤で投与されていた場合の対応

日本ではラミブジン（LAM）の単独投与は，LAM単剤でウイルスが十分コントロールされている一部の症例のみで行われている状況であるため，ここではETV単独投与例に対して述べる。

ETV耐性はLAM耐性であるrtM204VとrtL180Mのアミノ酸変異に，rtS202が加わって出現するのが典型的なパターンとされる[4]。rtS202の代わりにrtT184, rtM250が加わる場合もある[5]。したがってETV耐性ウイルスに対しては，LAMは交叉耐性がある。一方アデホビル（ADV），TDF，TAFは交叉耐性がないため，これらの薬剤が有効である。実際，ETV耐性ウイルスに対しては，LAM＋ADVまたはETV＋ADV併用療法の効果が報告されている[6,7]。

以上はTDF, TAFの上市前の方針であったが，薬剤耐性が報告されていないTDF[8], TAF[9]が上市された現在，LAM, ETVの単独投与による反応不良例はTDF, TAFに切り替えれば良いと考えられる。ただし，TDFの長期投与例のなかにはviral breakthroughをきたしている症例があることが報告されている[10]ため，HBV DNA量の多い症例・肝線維化進展例に関してはTDF/TAFを加える選択肢も考えられる。

TDF/TAFの反応不良例に関しても考え方は類似している。TDF/TAFには薬剤耐性変異はなく，ADFの耐性変異であるN236T, A181T/Vに対する感受性が低下するだけであるため，表1[1]から考えるとETVへの切り替えで良いと考えら

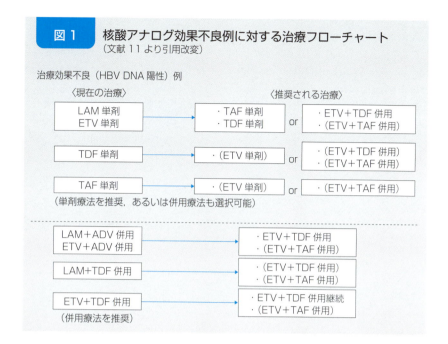

図1 核酸アナログ効果不良例に対する治療フローチャート
(文献11より引用改変)

れる。HBV DNA 量の多い症例・肝線維化進展例に関してはETVを加える選択肢も考えられる。

VI. 抗ウイルス薬が2剤投与されていた場合の対応

LAM＋ADV，ETV＋ADVのいずれかが使われている場合が多い。ADV耐性を生じた患者に対するTDF単独療法とTDF＋ETVの併用療法に関しては効果に差はないと報告されているが，ADVの二重耐性（N236T＋A181T/V）の症例においては有意差はないものの低下が鈍い傾向にあることを考えると，二重耐性例に関してはTDF＋ETVの併用を行うほうが安全と考えられる[11]。TAFの効果を示した臨床試験はないが，TDFとTAFの臨床効果は投与後96週までは同等であることを考えるとETV＋TDFの代わりにETV＋TAFでも良いと考えられる。

LAM＋TDF併用に対する治療効果不良例では，LAMを交叉耐性のないETVへ変更したETV＋TDF併用，ETV＋TAF併用を行うのが適切と考えられるが，エビデンスはない。

ETV＋TDF併用に対する治療効果不良例では，有効な代替治療法はないため，同治療を継続する。LAMを加えることの有効性を検証する必要がある。

以上述べてきたことは日本肝臓学会のガイドライン（図1）にまとめられている[11]。

参考文献

1) Lok AS, Zoulim F, Locarnini S, et al : Antiviral drug-resistant HBV : standardization of nomenclature and assays and recommendations for management. Hepatology 46 : 254-265, 2007
2) Yamada N, Sugiyama R, Nitta S, et al : Resistance mutations of hepatitis B virus in entecavir-refractory patients. Hepatol Commun 1 : 110-121, 2017
3) Hayashi S, Murakami S, Omagari K, et al : Characterization of novel entecavir resistance mutations. J Hepatol 63 : 546-553, 2015
4) Tenney DJ, Levine SM, Rose RE, et al : Clinical emergence of entecavir-resistant hepatitis B virus requires additional substitutions in virus already resistant to Lamivudine. Antimicrob Agents Chemother 48 : 3498-3507, 2004
5) Kurashige N, Ohkawa K, Hiramatsu N, et al : Two types of drug-resistant hepatitis B viral strains emerging alternately and their susceptibility to combination therapy with entecavir and adefovir. Antivir Ther 14 : 873-877, 2009
6) Yatsuji H, Hiraga N, Mori N, et al : Successful treatment of an entecavir-resistant hepatitis B virus variant. J Med Virol 79 : 1811-1817, 2007
7) Liu Y, Corsa AC, Buti M, et al : No detectable resistance to tenofovir disoproxil fumarate in HBeAg＋ and HBeAg− patients with chronic hepatitis B after 8 years of treatment. J Viral Hepat 24 : 68-74, 2017
8) Agarwal K, Brunetto M, Seto WK, et al : 96 weeks treatment of tenofovir alafenamide vs. tenofovir disoproxil fumarate for hepatitis B virus

infection. J Hepatol 68：672-681, 2018
9) Chan HL, Chan CK, Hui AJ, et al：Effects of tenofovir disoproxil fumarate in hepatitis B e antigen-positive patients with normal levels of alanine aminotransferase and high levels of hepatitis B virus DNA. Gastroenterology 146：1240-1248, 2014
10) Lim YS, Yoo BC, Byun KS, et al：Tenofovir monotherapy versus tenofovir and entecavir combination therapy in adefovir-resistant chronic hepatitis B patients with multiple drug failure：results of a randomised trial. Gut 65：1042-1051, 2016
11) 日本肝臓学会編：治療効果不良例. B型肝炎治療ガイドライン（第3版）. 60-64, https://www.jsh.or.jp/files/uploads/HBV_GL_ver3__Sep13.pdf, 2017

特集

肝疾患診療：残されたそして新たな課題
3. 進行肝細胞癌に対する治療をどう選択するか？

山下　竜也，寺島　健志，荒井　邦明，金子　周一

金沢大学附属病院消化器内科*

要旨　進行肝細胞癌に対して分子標的薬として，一次治療にソラフェニブまたはレンバチニブ，二次治療にレゴラフェニブを用いることができるようになった。また肝内病変については肝動注化学療法が選択肢となる。これらの治療の抗腫瘍効果や副作用などの特徴をよく理解し，それぞれの病態に応じてどの病変を標的にすると予後を改善することができるのかをよく考えて治療選択を行い適正に治療を進め予後改善を目指す必要がある。

Key Words　進行肝細胞癌，分子標的薬，肝動注化学療法

はじめに

　肝細胞癌は肝炎ウイルスやアルコール，脂肪性肝炎による肝硬変などの慢性肝疾患を背景に発生する。そのため初発時に肝切除やラジオ波焼灼術（radiofrequency ablation：RFA）といった根治的治療を行ったとしても，その後高率に再発を繰り返しながら，いずれは進行期になっていく。また，依然として初発時に進行癌として発見されることも多い。このような進行肝癌に対しては，肝内病変に対して肝動注化学療法が行われてきたが，2009年5月に分子標的薬であるソラフェニブが，2017年6月にはレゴラフェニブ，2018年3月からはレンバチニブを用いることができるようになり，進行肝細胞癌に対する治療選択肢が増えてきた。この稿では，肝動注化学療法を含めた進行肝細胞癌の薬物療法の選択について，それぞれの治療薬とその選択について概説する。

Ⅰ．進行肝細胞癌に対する治療薬

　現在，進行肝細胞癌に対する治療として用いられるのは，分子標的薬と肝動注化学療法である。

What treatments should we select for patients with advanced hepatocellular carcinoma?
Tatsuya Yamashita, Takeshi Terashima, Kuniaki Arai and Shuichi Kaneko
Department of Gastroenterology, Kanazawa University Hospital
key words：Advanced hepatocellular carcinoma, Molecular target drugs, Hepatic arterial infusion chemotherapy

*金沢市宝町13-1（076-265-2000）〒920-8641

分子標的薬としては，一次治療としてソラフェニブ，レンバチニブ，二次治療としてレゴラフェニブが用いられる。肝動注化学療法については，治療薬として5-FU，CDDPが主に用いられる。

1．分子標的薬

　肝癌診療ガイドライン2017年版では，肝細胞癌の分子標的治療薬に関して，clinical question（CQ）43で，「外科切除や肝移植，局所療法，TACEが適応とならない切除不能進行肝細胞癌で，PS良好かつ肝予備能が良好なChild-Pugh分類A症例に，一次治療としてソラフェニブ（またはレンバチニブ）による治療を推奨する。二次治療として，ソラフェニブ治療後画像進行を認め，ソラフェニブに忍容性を示したChild-Pugh分類Aの症例にレゴラフェニブによる治療を推奨する（強い推奨）」として，ソラフェニブ，レンバチニブ，レゴラフェニブについて述べている[1]。

1）ソラフェニブ

　ソラフェニブは複数のチミジンキナーゼを阻害するマルチキナーゼ阻害作用を有する低分子化合物である。ソラフェニブは，2008年にSHARP試験としてプラセボとのランダム化比較試験（randomized controlled trial：RCT）で生存期間延長を示し[2]，その後2009年にAsia-Pacific試験として同じく生存期間延長を示した[3]（図1）。これらの報告のサブ解析やシステマティックレビューでもソラフェニブの有効性が示されており[4~6]，切除不能肝細胞癌に対するソラフェニブの有効性に関しては十分なエビデンスがある。本邦では2009年5月より切除不能肝細胞癌に保険適応拡大され，

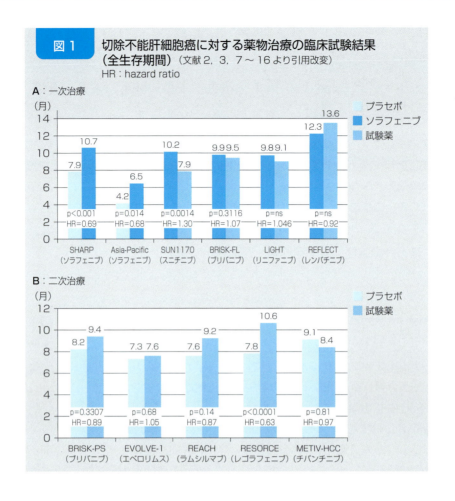

図1 切除不能肝細胞癌に対する薬物治療の臨床試験結果（全生存期間）（文献2, 3, 7～16より引用改変）
HR : hazard ratio

すでに9年経過し多くの症例に用いられている。ソラフェニブの抗腫瘍効果は腫瘍縮小ではなく，腫瘍増大抑制であり，画像上の腫瘍縮小は数％に留まる。ソラフェニブの効果として腫瘍内の血流低下がみられるため画像効果判定には腫瘍内血流低下も評価するmodified RECISTが効果判定基準として用いられる。ソラフェニブは1日800mgを連日空腹時に経口投与し，副作用により適宜減量休薬を行いながら腫瘍進行まで治療を継続する。副作用として，手足皮膚症候群，高血圧，下痢などがみられ，手足皮膚症候群に対しては投与前からの尿素クリームの投与が予防に有効である。肝細胞癌に対する初めての分子標的薬であり当初は肝不全や肝性脳症などの問題はあったものの，現在では適正な使用がされ，肝細胞癌に対するソラフェニブの位置づけがほぼ確立している。

2）レンバチニブ

進行肝細胞癌に対するソラフェニブの有効性の報告をきっかけに，ソラフェニブをコントロールとして，スニチニブ，ブリバニブ，リニファニブといった分子標的薬，ソラフェニブとエルロチニブの併用療法が検討されたが，いずれのRCTも主要評価項目である生存期間に対する優位性または非劣性を示すことができなかった（図1）[7～10]。その後，レンバチニブがソラフェニブと比較して全生存で優越性ではなく非劣性を示すことが報告され[11]，2018年3月から本邦で肝細胞癌に対する保険適応が拡大された。レンバチニブはソラフェニブと同じマルチキナーゼ阻害作用を示す低分子化合物であるが，ソラフェニブと異なり線維芽細胞成長因子受容体（FGFR）に対する阻害活性がある。抗腫瘍効果はソラフェニブに比較して高く，modifiedRECIST, RECISTでそれぞれ40.6％, 18.8％であり，無増悪生存期間は有意に延長したが，全生存期間はソラフェニブと有意差はなかった。レンバチニブによる治療は，体重60kg以上の場合は1日12mg, 60kg未満の場合は1日8mgを1回経口投与し，6週から8週ごとに抗腫瘍効果を画像および腫瘍マーカーにて評価しながら画像進行まで治療を継続する。副作用としてとくに頻度の高いものは，高血圧，手足皮膚症候群，腎障害・尿蛋白，肝障害であり，ソラフェニブと同じように手足皮膚症候群予防のために投与前より尿素クリームの投与を行う。レンバチニブもソラフェニ

ブと同じく一次治療としての位置づけであるが，その使い分けは今後評価されていくものと考えられる。

3）レゴラフェニブ

ソラフェニブ治療後の二次治療に関しても一次治療と同じく，分子標的薬であるブリバニブ，エベロリムス，ラムシルマブ，チバンチニブ，殺細胞性抗がん剤のS-1がプラセボと比較検討されたが，無増悪期間を有意に延長させるものもあったが，主要評価項目である全生存期間を延長させることができた薬剤はなかった（図1）[12〜15]。レゴラフェニブはプラセボを対照として，二次治療として全生存期間で優越性を示すことが最初に報告された薬剤となった[16]。レゴラフェニブはソラフェニブにフッ素が付加された構造式でソラフェニブと同様にマルチキナーゼ阻害作用を有する低分子化合物である。すでに大腸癌の三次治療として用いられている薬剤であるが，大腸癌に対する実臨床では手足皮膚症候群や全身倦怠感などの副作用がソラフェニブよりも強く出現し，マネージメントが難しい治療薬ということが知られている。このようなレゴラフェニブが肝細胞癌の臨床試験で成功した背景には，これまでの二次治療の試験と異なり，副作用中止を除く症例を対象に，ソラフェニブ忍容性がある症例を適格としたことが重要であると考えられる。レゴラフェニブによる治療は1日160mgを食後に経口投与し3週間投薬後1週間休薬する4週が1サイクルである。治療前はソラフェニブ治療と同様に尿素クリームを投与して手足皮膚症候群の予防を行う。副作用に関しては，ソラフェニブ治療時にみられたものがレゴラフェニブ治療でもみられることが多い。ソラフェニブで治療を行った症例を後ろ向きにレゴラフェニブ治療適応かを検討すると，ソラフェニブ治療後二次治療としてレゴラフェニブ治療を行うことができるのはソラフェニブ治療を開始した症例の約3割の症例に留まると報告されている[17]。

2．肝動注化学療法

肝癌診療ガイドライン2017年版では，CQ44で，「外科切除や肝移植，局所療法，TACEが適応とならない肝内病変進行肝細胞癌では，肝動注化学療法による治療を行ってよい（弱い推奨）」となっており[1]，進行肝細胞癌に対する治療法として選択肢となる治療法である。肝動注化学療法は，無治療やソラフェニブと比較したRCTの報告はないものの，抗がん剤を肝動脈からカテーテルを用いて注入することにより，肝細胞癌に直接高濃度の抗がん剤を投与することができ，さらにその後全身への希釈と肝臓によるfirst pass effectにより全身に循環する抗がん剤の濃度を低くすることができ副作用を低減できるという理論背景で，治療に必要なカテーテル挿入やリザーバーシステムの埋込みなど手技的な特殊性はあるものの本邦では多数例に対してこれまでに行われてきている。

1）低用量FP肝動注化学療法

低用量FP肝動注化学療法は，少量のシスプラチンがモジュレーターとして5-FUの作用を増強するというバイオケミカルモジュレーターという概念に基づく併用療法である。用いるシスプラチンは少量であるため，それ自身は通常の抗腫瘍効果を示す用量ではない。治療には，反復投与または持続的に経動脈投与を行うために肝動注用のリザーバーシステムを留置する必要がある。治療方法は5-FUを連日一定時間で動注する方法と持続動注する方法があるが，いずれもモジュレーターであるシスプラチン投与後に5-FUを投与する。これまでの報告から，低用量FP肝動注化学療法の奏効割合は30〜40％，生存期間中央値（median survival time：MST）は10〜15ヵ月程度である（表1）[1]。

2）インターフェロン併用肝動注化学療法

インターフェロン（interferon：IFN）併用5-FU肝動注化学療法は，IFN併用することにより5-FUの抗腫瘍効果が高まることを期待した治療法である。IFN併用5-FU肝動注化学療法でも，5-FUの持続動注のため前述の動注用リザーバーシステムを留置し，インフューザーを用いた治療を行う。治療方法は，インフューザーを用いて5-FUを第1，2週に5日間持続肝動注し，IFN週3回4週間を併用する方法が多い。ペグ化IFNを用いて週1回投与による治療報告もある。これまでの報告からIFN併用5-FU肝動注化学療法では奏効割合は30〜40％程度，MSTは7〜17ヵ月程度である（表1）[1]。

3）CDDPワンショット肝動注

CDDP肝動注化学療法は，動注用のリザーバーを用いず通常の血管造影の際に行われるセルジンガー法にてカテーテルを肝動脈に挿入しCDDP

表1 肝動注化学療法のレジメン別治療成績 (文献1より引用改変)

報告者	報告年	症例数	脈管侵襲(%)	治療法	奏効率(CR+PR, %)	生存期間中央値(月)
低用量FP肝動注						
Saeki et al	2015	90	ND	低用量FP	34.4	15.9
Shiozawa et al	2014	77	33.8	低用量FP	ND	10.9
Oh et al	2013	54	81.5	低用量FP	22.2	5.1
Nouso et al	2013	476	44.1	低用量FP	40.5	14.0
Ueshima et al	2010	52	80.8	低用量FP	38.5	15.9
Kanayama et al	2009	53	26.4	低用量FP±LV	24.5	ND
Okuda et al	1999	52	ND	低用量FP	71.0	ND
IFN併用5-FU肝動注						
Yamashita et al	2011	57	26.7	IFN-α, CDDP, 5-FU	45.6	17.6
		57	50.0	IFN-α, 5-FU	24.6	10.5
Nagano et al	2011	102	100	IFN-α, 5-FU	39.2	9.0
Uka et al	2007	55	63.6	IFN-α, 5-FU	29.1	9.0
Obi et al	2006	116	100	IFN-α, 5-FU	52.0	6.9
CDDP肝動注						
Hatanaka et al	2014	123	39	DDP-H	15.2	12.2
Iwasa et al	2011	84	31	DDP-H	3.6	7.0
Yoshikawa et al	2008	80	80	DDP-H	33.8	ND
Court et al	2002	67	ND	CDDP	37.0	10.7
		123		DDP-H	15.2	12.2

CDDP：cisplatin, DDP-H：diamminedichloroplatinum (CDDP powder), 5-FU：fluorouracil,
低容量FP：fluorouracil＋cisplatin, LV：leucovorin, IFN：interferon, ND：not described

を肝動注する治療法である．治療に用いられるCDDPの量は50～65mg/m^{2}であり，1回に75～100mgのCDDPを投与することになる．そのため制吐剤や腎障害予防対策が必要である．治療対象症例のほとんどが肝硬変を併存しているため，腎毒性対策のhydrationは腹水貯留に注意が必要である．本邦では微粉末型のCDDP製剤であるDDP-H（diamminedichloroplatinum, CDDP powder，動注用アイエーコール®）を用いて20～30%の奏効率が報告されている（表1）[1]．このCDDPによる治療は，5-FUが中心である前述の二つの治療法とは理論上交叉耐性は示さないはずであり，5-FU肝動注化学療法無効の場合の二次治療選択として考慮されることがある．

II．進行肝細胞癌に対する治療の選択の実際

1．進行肝細胞癌に対する薬物療法の治療対象

肝癌診療ガイドラインのなかで最も用いられることの多い治療アルゴリズムでは，Child-Pugh分類Aで肝外病変ありの症例で，分子標的薬が治療法として推奨され，Child-Pugh分類AまたはBで肝外転移がなく，脈管侵襲がある症例で，塞栓，切除，動注，分子標的薬が同列で推奨されている．また，Child-Pugh分類AまたはBで肝外転移がなく，腫瘍数が4個以上の場合に塞栓療法の次の二次選択として動注，分子標的薬が推奨されている（図2）[1]．

4個以上の多発例の場合の一次選択はTACEで，TACE不応の場合やTACEにより治療効果が期待できない場合に二次治療として，分子標的薬と肝動注化学療法が推奨されている[1]．TACE不応については，CQ42でこれまでのTACE不応の定義を参考に，①2回のTACEを行っても標的病変の治療効果が不十分か，新たな肝内病変の出現，②脈管侵襲，肝外転移の出現，③腫瘍マーカーの持続的な上昇の3条件のいずれかを満たした場合をTACE不応とみなすことになった[1]．また，肝外転移についても，CQ15-2で，「肝内病変がない，もしくは良好にコントロールされている場合に

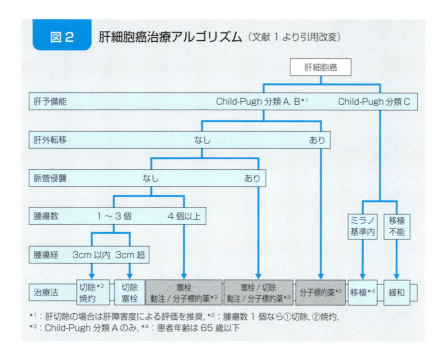

図2 肝細胞癌治療アルゴリズム（文献1より引用改変）

*1：肝切除の場合は肝障害度による評価を推奨，*2：腫瘍数1個なら①切除，②焼灼，
*3：Child-Pugh分類Aのみ，*4：患者年齢は65歳以下

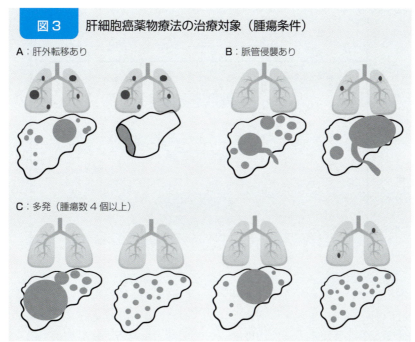

図3 肝細胞癌薬物療法の治療対象（腫瘍条件）

A：肝外転移あり　　B：脈管侵襲あり

C：多発（腫瘍数4個以上）

は，肺転移，副腎転移，リンパ節転移，播種病変に対して局所療法（切除を含む）が選択されることがある」として，肝外転移があれば薬物療法だけではなく，病態に応じて切除を含めた局所療法も選択可能としている[1]。

このような推奨から，肝細胞癌に対する薬物療法の治療対象は，(A) 肝外転移がある症例として，肝内病変を伴う肝外転移のみられる症例，肝切除後などで肝内病変がコントロールされているものの肝外転移があり，その病変が放射線療法や切除適応外の場合，(B) 脈管侵襲のある症例として，肝内病変が複数あり，門脈本幹または一次分枝まで腫瘍栓がある場合，(C) 腫瘍数4個以上の多発症例として，肝内に巨大な主腫瘍があり，両葉に複数の小病変がある場合や両葉に多数の病変がみられる場合がある。(B) や (C) の場合は小さな肝外転移は通常予後関連病変として扱わない（図3）。

2．治療選択の実際

これまで述べた分子標的薬であるソラフェニブ，レンバチニブ，レゴラフェニブ，肝動注化学療法の特徴と進行肝細胞癌に対する薬物療法の治

表2 進行肝細胞癌に対する治療選択の実際

		肝外転移あり	脈管侵襲あり	肝内多発
Child-Pugh A	一次治療	ソラフェニブ レンバチニブ	ソラフェニブ レンバチニブ 肝動注	ソラフェニブ レンバチニブ 肝動注
	二次治療	レゴラフェニブ ソラフェニブ レンバチニブ	レゴラフェニブ ソラフェニブ レンバチニブ 肝動注	レゴラフェニブ ソラフェニブ レンバチニブ 肝動注
Child-Pugh B	一次治療	（ソラフェニブ）	（ソラフェニブ） 肝動注	（ソラフェニブ） 肝動注
	二次治療	BSC	肝動注	肝動注
Child-Pugh C	一次治療	BSC	BSC	BSC

BSC：緩和治療

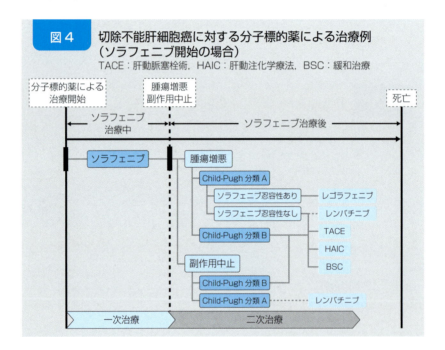

図4 切除不能肝細胞癌に対する分子標的薬による治療例（ソラフェニブ開始の場合）
TACE：肝動脈塞栓術，HAIC：肝動注化学療法，BSC：緩和治療

療対象から治療法選択について考えてみる．肝外転移のある場合は肝内病変が予後規定する病変でなければ，分子標的薬が中心となる．一次治療としてChild-Pugh分類Aには，ソラフェニブまたはレンバチニブ，二次治療として，ソラフェニブ後の症例にはレゴラフェニブ，レンバチニブ後の症例にはレゴラフェニブではなくソラフェニブが考えられる．またソラフェニブ後のレンバチニブという使い方もあるかもしれない．レゴラフェニブはソラフェニブ忍容性がなければ副作用の懸念があり，レンバチニブのソラフェニブ後の使用についてはデータがない．Child-Pugh分類Bの症例には，Child-Pughスコアが7～8点までであれば経験上一次治療としてソラフェニブが使用可能であるが，レンバチニブは経験がない．またChild-Pugh分類Bの場合の二次治療については予後や治療の副作用を考慮すると緩和治療が妥当であると考えられる．脈管侵襲あり，または肝内多発の病態に対しては，これらの分子標的薬に肝動注化学療法がChild-Pugh分類Bまでの一次治療，二次治療として選択肢に加わる（表2）．

実際の治療例について示すと，一次治療としてソラフェニブを用いた場合，腫瘍増悪があり，その時点でChild-Pugh分類Aの肝機能であり，ソラフェニブ忍容性があればレゴラフェニブによる治療を選択する．ソラフェニブによる忍容性がなければ，薬剤としての構造式が異なるためレンバチニブによる治療の可能性がある．しかし，レンバチニブのソラフェニブ後の二次治療の経験はない．または姑息的なTACEや肝動注化学療法の可

能性も考えられる。ソラフェニブが副作用中止の場合で，Child-Pugh 分類 B の場合は TACE や肝動注化学療法による治療を選択し，Child-Pugh 分類 A の場合はレンバチニブによる治療の可能性がある（図4）。

おわりに

進行肝細胞癌の薬物療法として，三つの分子標的薬が使用できるようになった。これまでの肝動注化学療法と併せて治療の選択肢は増えたが，肝細胞癌では，癌そのものの制御だけでなく，背景の肝硬変などの慢性肝疾患により低下した肝予備能維持も予後に非常に重要であるということを念頭に置きながら，これらの治療法により進行肝細胞癌の予後改善を目指す必要がある。

参考文献

1) 日本肝臓学会編：肝癌診療ガイドライン2017年版（第4版）．金原出版，2017
2) Llovet JM, Ricci S, Mazzaferro V, et al：Sorafenib in advanced hepatocellular carcinoma. N Engl J Med 359：378-390, 2008
3) Cheng AL, Kang YK, Chen Z, et al：Efficacy and safety of sorafenib in patients in the Asia-Pacific region with advanced hepatocellular carcinoma：a phaseⅢ randomised, double-blind, placebo-controlled trial. Lancet Oncol 10：25-34, 2009
4) Bruix J, Raoul JL, Sherman M, et al：Efficacy and safety of sorafenib in patients with advanced hepatocellular carcinoma：subanalyses of a phaseⅢ trial. J Hepatol 57：821-829, 2012
5) Cheng AL, Guan Z, Chen Z, et al：Efficacy and safety of sorafenib in patients with advanced hepatocellular carcinoma according to baseline status：subset analyses of the phaseⅢ Sorafenib Asia-Pacific trial. Eur J Cancer 48：1452-1465, 2012
6) Shen A, Tang C, Wang Y, et al：A systematic review of sorafenib in Child-Pugh A patients with unresectable hepatocellular carcinoma. J Clin Gastroenterol 47：871-880, 2012
7) Cheng AL, Kang YK, Lin DY, et al：Sunitinib versus sorafenib in advanced hepatocellular cancer：results of a randomized phaseⅢ trial. J Clin Oncol 31：4067-4075, 2013
8) Johnson PJ, Qin S, Park JW, et al：Brivanib versus sorafenib as first-line therapy in patients with unresectable, advanced hepatocellular carcinoma：results from the randomized phaseⅢ BRISK-FL study. J Clin Oncol 31：3517-3524, 2013
9) Cainap C, Qin S, Huang WT, et al：Linifanib versus Sorafenib in patients with advanced hepatocellular carcinoma：results of a randomized phaseⅢ trial. J Clin Oncol 33：172-179, 2015
10) Zhu AX, Rosmorduc O, Evans TR, et al：SEARCH：a phaseⅢ, randomized, double-blind, placebo-controlled trial of sorafenib plus erlotinib in patients with advanced hepatocellular carcinoma. J Clin Oncol 33：559-566, 2015
11) Kudo M, Finn RS, Qin S, et al：Lenvatinib versus sorafenib in first-line treatment of patients with unresectable hepatocellular carcinoma：a randomised phase 3 non-inferiority trial. Lancet 391：1163-1173, 2018
12) Llovet JM, Decaens T, Raoul JL, et al：Brivanib in patients with advanced hepatocellular carcinoma who were intolerant to sorafenib or for whom sorafenib failed：results from the randomized phaseⅢ BRISK-PS study. J Clin Oncol 31：3509-3516, 2013
13) Zhu AX, Kudo M, Assenat E, et al：Effect of everolimus on survival in advanced hepatocellular carcinoma after failure of sorafenib：the EVOLVE-1 randomized clinical trial. JAMA 312：57-67, 2014
14) Zhu AX, Park JO, Ryoo BY, et al：Ramucirumab versus placebo as second-line treatment in patients with advanced hepatocellular carcinoma following first-line therapy with sorafenib（REACH）：a randomised, double-blind, multi-centre, phase 3 trial. Lancet Oncol 16：859-870, 2015
15) Rimassa L, Assenat E, Peck-Radosavljevic M, et al：Second-line tivantinib（ARQ 197）vs placebo in patients（Pts）with MET-high hepatocellular carcinoma（HCC）：Results of the METIV-HCC phaseⅢ trial. J Clin Oncol 35：S4000, 2017
16) Bruix J, Qin S, Merle P, et al：Regorafenib for patients with hepatocellular carcinoma who progressed on sorafenib treatment（RESORCE）：a randomised, double-blind, placebo-controlled, phase 3 trial. Lancet 389：56-66, 2017
17) Ogasawara S, Chiba T, Ooka Y, et al：Characteristics of patients with sorafenib-treated advanced hepatocellular carcinoma eligible for second-line treatment. Invest New Drugs 36：332-339, 2018

膵癌の克服を目指す人達のために
最新の治療法を網羅したこの1冊！

膵癌治療 up-to-date 2015

監修 跡見 裕
編集 海野 倫明　土田 明彦

主要項目

- Ⅰ．膵癌治療の現状と将来展望
- Ⅱ．膵癌の診断法
- Ⅲ．膵癌補助療法の効果判定
- Ⅳ．Borderline resectable 膵癌の診断と手術
- Ⅴ．術前補助療法の適応と効果
- Ⅵ．Initially unresectable 膵癌の治療
- Ⅶ．放射線療法
- Ⅷ．興味ある症例

定価（本体 7,000 ＋ 税）
ISBN978-4-86517-087-0

詳しくは▶URL：http://www.igakutosho.co.jp　または、医学図書出版 で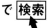

医学図書出版株式会社

〒113-0033　東京都文京区本郷 2-29-8（大田ビル）
TEL：03-3811-8210　FAX：03-3811-8236
E-mail：info@igakutosho.co.jp
郵便振替口座　00130-6-132204

2014.12

4. 非B非C型肝癌の囲い込み

建石 良介
東京大学大学院医学系研究科がんプロフェッショナル養成プラン・消化器内科学[*]

要旨 非B非C型肝癌には，種々雑多な背景をもった患者集団が含まれ，ウイルス肝炎と比較して高危険群の絞り込みが困難である．内臓肥満・脂肪肝の既往，糖尿病，アルコール多飲，高齢，男性などが危険因子であるため，これら危険因子を有する患者・検診受診者を対象に肝線維化のスクリーニングを行い，線維化進展例を発癌高危険群とする戦略が想定される．肝線維化進展例の拾い上げには，FIB-4 index が有用である可能性があり，今後前向きに検討していく必要がある．

FIB-4 index，NASH，肝線維化測定

はじめに

わが国では，かつて肝細胞癌の9割以上がB型あるいはC型肝炎ウイルスの持続感染を背景に生じていたが，これら慢性ウイルス肝炎の新規キャリア発生はほぼ無視できる程度に抑えられており，B型およびC型肝炎を背景とする肝細胞癌患者は，将来大幅に減少することが予想されている．他方，ウイルス肝炎を合併しない患者の割合は，われわれが行った全国調査によると，1991年の10.0％から2010年には24.1％まで増加していた．この間，原発性肝癌の発生数も増加しており，非B非C型肝癌は，単なる割合だけではなく，その絶対数が増加していると考えられる[1]．

非B非C型肝癌には，種々雑多な背景をもった患者集団が含まれる．原発性胆汁性胆管炎，自己免疫性肝炎，Wilson病などなど以前より知られている疾患は少数で，大部分を飲酒と肥満が種々の程度に関与した「生活習慣関連」肝癌が占めると考えられている．高危険群の絞り込みが比較的容易なウイルス肝炎関連肝癌と比較して，これら生活習慣関連肝癌は，高危険群の絞り込みが困難で，実際，進行癌で発見される症例が過半数を占めている．

本稿では，非B非C型肝癌の危険因子から高危険群の絞り込みの実現性について考えてみたい．

I．肥満

肥満は，摂取カロリーの過多や運動不足を主な原因として，身体に体脂肪が過剰に蓄積した状態である．肥満は，種々の悪性腫瘍の危険因子とされているが，90万人を対象とした北米の前向き研究では，肥満者（BMI＞35kg/m^2）の肝癌死亡リスクは，正常体重と比較して男性で4.52倍，女性で1.68倍であった[2]．前述の非B非C型肝癌全国調査では，男性の37％，女性の46％がBMI 25kg/m^{2}以上であった（図1）[1]．しかし，近年では，男性では成人人口の約30％がBMI 25kg/m^{2}以上とされており，単なる肥満だけで高危険群を絞り込むことは困難である．

肥満のなかでも，皮下脂肪型と比較して内臓脂肪型肥満のほうが，メタボリックシンドロームや心血管リスクに強く関与することが分かっており，背景にアディポネクチンやレプチンといったアディポカインの分泌異常があると考えられている．とくに，内臓脂肪細胞から分泌されたアディポカインは，門脈を介してダイレクトに肝臓に到達すると考えられており，他の臓器の癌よりもより強く影響を受ける可能性がある．実際，われわれが非B非C型肝癌患者を対象にCTにて計測した内臓脂肪量と根治治療後の肝癌再発をみた研究では，内臓脂肪の認められた患者で再発率が高かった（図2）[3]．CTによる内臓脂肪測定は，若

Surveillance for Non-B, Non-C Hepatocellular Carcinoma
Ryosuke Tateishi
Department of Gastroenterology, The University of Tokyo, Graduate School of Medicine
key words：FIB-4 index, NASH, liver fibrosis measurement

[*] 文京区本郷7-3-1（03-3815-5411）〒113-8655

特集
肝疾患診療：残されたそして新たな課題

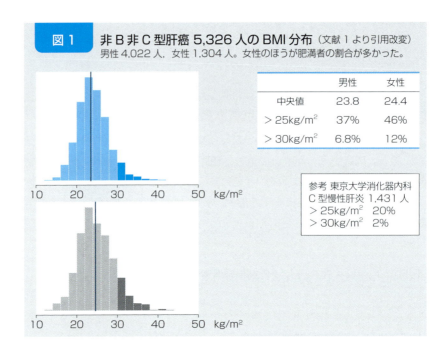

図1　非B非C型肝癌 5,326人のBMI分布（文献1より引用改変）
男性4,022人，女性1,304人。女性のほうが肥満者の割合が多かった。

	男性	女性
中央値	23.8	24.4
>25kg/m²	37%	46%
>30kg/m²	6.8%	12%

参考 東京大学消化器内科
C型慢性肝炎 1,431人
>25kg/m² 20%
>30kg/m² 2%

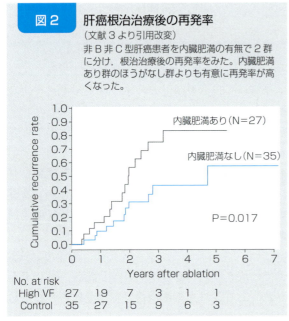

図2　肝癌根治治療後の再発率
（文献3より引用改変）
非B非C型肝癌患者を内臓肥満の有無で2群に分け，根治治療後の再発率をみた。内臓肥満あり群のほうがなし群よりも有意に再発率が高くなった。

干敷居が高いが，一部の人間ドックなどでは主にメタボリックシンドロームの拾い上げのために施行されており，これらのデータを活用することができる。

また，内臓脂肪の増加に伴う慢性全身性炎症を高感度CRPを用いて検出することが，主に冠動脈疾患のリスク算定を目的として行われている。われわれは，主腫瘍最大径3cm以下，病変数3個以下の根治的治療を受けた肝細胞癌患者387人において高感度CRPとBMIの間に有意な関係を見出し，高感度CRP高値が治療後の肝癌再発と生存の有意な危険因子であることを示した[4]。

II. 脂肪肝

過栄養・肥満状態では，血中の脂肪酸プールが大幅に増加しており，肝細胞の脂肪酸取り込みが増加している。食事あるいは脂肪組織由来の遊離脂肪酸は，肝臓で中性脂肪に合成される。非アルコール性脂肪性肝疾患（NAFLD）は，肝臓に中性脂肪が過剰に蓄積した状態であるが，NAFLD患者においてはインスリン刺激による脂質合成転写因子SREBP-1cを介した脂肪合成の促進が起こっている。NAFLDに肝細胞障害や肝線維化を合併した状態を非アルコール性脂肪肝炎（NASH）とするが，NASHから肝硬変に至ると年率約3%の割合で肝発癌に至るとされている[5]。一方，今や成人男性の30%が脂肪肝を有していると考えられ，脂肪肝だけでは，肝発癌の高危険群とはいえない。

NASH，とくに肝線維化の進んだ症例は高危険群といえるが，NASHは病態が施行するとburn-outとよばれるむしろ肝脂肪が減少するフェーズがあり，この観点からは脂肪肝を拾い上げるよりも肝線維化進展例を拾い上げるほうが理にかなっているといえる。われわれは以前より，FibroScanという機器を用いて肝線維化を非侵襲的に測定し，発癌を予測できることを報告してきた[6]。近年では，肝線維化と同時に肝脂肪量も測定できるようになっており，脂肪肝があり肝線維化の少ない症例では，将来の病態進展を抑制するための栄

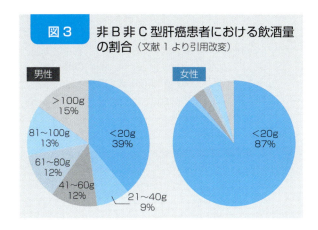

図3 非B非C型肝癌患者における飲酒量の割合（文献1より引用改変）

養指導，線維化進展例では，脂肪肝の程度にかかわらず肝発癌早期発見のための定期的超音波検査を施行している。

III．アルコール

以前よりアルコール性肝硬変が肝細胞癌の高危険群である点は広く知られてきたが，典型的な大量飲酒者は肝不全で亡くなる場合も多い。非B非C型肝癌の全国調査で浮かび上がってきたのは，男性においては中等度飲酒者が相当数を占めるという点であった（図3）[1]。とくに肥満に飲酒が加わった「合わせ技」ともいえる症例が少なからず存在する。私見であるが，80g/日以上の大量飲酒者は体重の如何にかかわらず，それ以下の飲酒者はBMI 25kg/m²以上を目安として，何らかの方法で肝線維化のスクリーニングを行うべきであると考える。

IV．年齢

肝癌は他の癌腫と比較しても年齢の影響が大きい癌であり，C型肝炎由来であればおおよそ10歳で2倍の発癌リスクとなる。肥満，脂肪肝，アルコール多飲を背景とした肝線維化進展例で男性50歳，女性60歳以上であれば，肝細胞癌サーベイランスの対象となり得る。

V．糖尿病

糖尿病が肝発癌の危険因子であるという多数の報告があり，23編のコホート研究をまとめたWangらのメタ解析によると，糖尿病は肝発癌リスクを2.0倍に上昇させる[7]。一方で糖尿病患者全体では1,000人年に1人発癌するに過ぎない[8]。わが国の糖尿病患者が1,000万人と推計されることを考えるとこれらすべてを肝癌サーベイランスの対象とするのは，効率の面や費用対効果の点からいって不可能である。よって100人年に1人程度までに高危険群を絞り込む必要がある。われわれは，日本糖尿病学会と共同で「糖尿病外来における肝細胞癌発生の実態把握」研究を遂行してきた。全国333の肝臓学会・糖尿病学会の認定教育施設を対象とした後ろ向き研究の結果，糖尿病外来における肝発癌危険因子を同定した。現在論文執筆中であり，詳細は述べられないが，従来より知られている高齢や男性に加えてBMI，GGT値，高血圧，後述に示すFIB-4 indexなどが有意な危険因子として同定された。とくにFIB-4 indexのハザード比は大きく，性別とFIB-4 indexの値だけでも相応の囲い込みが可能であると想定されている。

$$\text{FIB-4} = \frac{\text{年齢（歳）} \times \text{AST（U/L）}}{\text{血小板数（}10^9\text{/L）} \times \sqrt{\text{ALT（U/L）}}}$$

まとめ

非B非C型肝癌の高危険群の絞り込みに際しては，糖尿病，肥満者，アルコール多飲者のうち，男性50歳以上，女性60歳以上などの基準から肝線維化スクリーニングを行い，線維化進展例の拾い上げを行う。肝線維化のスクリーニングに際しては，FibroScanなどの非侵襲的測定法が可能であれば望ましいが，現時点では一部の施設に限られるため，とくに一般検診者などでは，前述のFIB-4 indexを用いて線維化の推定を行うことが推奨される。カットオフ値をいくつにするか，スコア化などを導入してリスク算定をシステマティックに行うかどうかなどは今後の検討課題である。

参考文献

1) Tateishi R, Okanoue T, Fujiwara N, et al：Clinical characteristics, treatment, and prognosis of non-B, non-C hepatocellular carcinoma: a large retrospective multicenter cohort study. J Gastroenterol 50：350-360, 2015
2) Calle EE, Rodriguez C, Walker-Thurmond K, et al：Overweight, obesity, and mortality from can-

cer in a prospectively studied cohort of U.S. adults. N Engl J Med 348：1625-1638, 2003
3) Ohki T, Tateishi R, Shiina S, et al：Visceral fat accumulation is an independent risk factor for hepatocellular carcinoma recurrence after curative treatment in patients with suspected NASH. Gut 58：839-844, 2009
4) Fujiwara N, Tateishi R, Nakagawa H, et al：Slight elevation of high-sensitivity C-reactive protein to predict recurrence and survival in patients with early stage hepatitis C-related hepatocellular carcinoma. Hepatol Res 45：645-655, 2015
5) Ascha MS, Hanouneh IA, Lopez R, et al：The incidence and risk factors of hepatocellular carcinoma in patients with nonalcoholic steatohepatitis. Hepatology 51：1972-1978, 2010
6) Masuzaki R, Tateishi R, Yoshida H, et al：Prospective risk assessment for hepatocellular carcinoma development in patients with chronic hepatitis C by transient elastography. Hepatology 49：1954-1961, 2009
7) Wang C, Wang X, Gong G, et al：Increased risk of hepatocellular carcinoma in patients with diabetes mellitus：a systematic review and meta-analysis of cohort studies. Int J Cancer 130：1639-1648, 2012
8) El-Serag HB, Hampel H, Javadi F：The association between diabetes and hepatocellular carcinoma：a systematic review of epidemiologic evidence. Clin Gastroenterol Hepatol 4：369-380, 2006

5. 原発性胆汁性胆管炎―残された課題

田中 篤
帝京大学医学部内科学講座*

要旨

原発性胆汁性胆管炎（PBC）は中年以降の女性に好発する慢性進行性の胆汁うっ滞性肝疾患であり，2016年にPBCという略称を残す形で従来の原発性胆汁性「肝硬変」から，原発性胆汁性「胆管炎」という現在の病名に変更された。しかし，ウルソデオキシコール酸不応例に対する治療方針，ベザフィブラートの位置づけ，皮膚掻痒感や疲労感など自覚症状への対応，診断時すでに進行している症例の存在など，PBCに関して残された課題は少なくない。本稿ではこれらについて概説する。

Key Words　ベザフィブラート，長期予後，健康関連QOL

はじめに

原発性胆汁性胆管炎（primary biliary cholangitis：PBC）は中年以降の女性に好発する慢性進行性の胆汁うっ滞性肝疾患である。慢性に経過する胆道系酵素（ALP，γGTP）の上昇，自己抗体である抗ミトコンドリア抗体（anti-mitochondrial antibodies：AMA）の検出，慢性非化膿性破壊性胆管炎（chronic non-suppurative destructive cholangitis：CNSDC）などPBCに特徴的な組織所見の存在，以上3項目のうち2項目以上が存在すればPBCと診断できる（表1）[1]。胆管上皮細胞に対する自己免疫反応が病態に大きくかかわっていると考えられている。シェーグレン症候群，慢性甲状腺炎，関節リウマチなど，種々の自己免疫性疾患を合併することが多い。

診断時に黄疸や強い皮膚掻痒感などの症状のない，いわゆる無症候性PBCの予後は良好である。厚生労働科学研究費補助金による難治性疾患政策研究事業「難治性の肝・胆道に関する調査研究」班がおおむね3年ごとに行っている直近の第16回PBC全国調査（2015年）によれば，黄疸や皮膚掻痒感のない無症候性PBCの5年・10年生存率はそれぞれ98.1％，94.6％であり，一般人口とほぼ同等であった[2]。実際，PBCという疾患が初めて認識された1950年代はほぼすべての症例が黄疸などを発現した非代償性肝硬変の状態にあり，このため原発性胆汁性「肝硬変」（primary biliary cirrhosis）という病名がつけられたが，AMAの臨床応用などによる早期診断の進歩やウルソデオキシコール酸（ursodeoxycholic acid：UDCA）の第一選択薬としての確立などにより，日常診療で遭遇するPBC患者の大半は実際には肝硬変まで進展しておらず，「肝硬変」という病名は実態にそぐわないという批判が高まったため，まず欧米で，続いて日本でも，PBCという略称を残す形で原発性胆汁性「胆管炎」という現在の病名に変更された[3,4]。

しかし，UDCAに対する反応不良例に対する治療方針，現在わが国では事実上の第二選択薬とみなされているベザフィブラートの位置づけ，皮膚掻痒感や疲労感など自覚症状への対応，診断時すでに進行している症例の存在など，PBCに関して残された課題は少なくない。本稿ではこれらについて概説する。

表1　PBCの診断基準（文献1より引用）

1. 慢性に経過する胆道系酵素（ALP，γGTP）の上昇
2. 抗ミトコンドリア抗体（AMA）の検出
3. 慢性非化膿性破壊性胆管炎（CNSDC）などPBCに特徴的な組織所見の存在

以上3項目のうち2項目以上存在すればPBCと診断する。

Primary biliary cholangitis—issues to be solved
Atsushi Tanaka
Department of Medicine, Teikyo University School of Medicine
key words：bezafibrate, long-term outcome, health-related quality of life

*板橋区加賀2-11-1（03-3964-1211）〒173-8606

Ⅰ．UDCA に対する治療反応不良例

　PBC に対する第一選択薬は UDCA（13〜15mg/kg/ 日）であり，原則として PBC と診断された症例すべてが適応となる。70〜80％程度の症例で有効であり胆道系酵素は著明に低下する。治療目標について本邦におけるコンセンサスは得られていないが，国内外の報告から血清 ALP 値が基準値上限の 1.5〜1.67 倍程度まで低下すれば治療効果は良好と考えられ，この場合長期予後も良好であることが確認されている[5,6]。治験では ALP 値の基準値上限 1.67 倍が，有効性を担保するサロゲートエンドポイントとして用いられることが多い[7,8]。国内の診療ガイドラインでも，2017 年の追補版では「UDCA 投与 1 年（前）後の臨床検査値と臨床背景を用いて効果（生化学的治療反応）を評価し，臨床経過および予後を予測することが望ましい」と記載されている[1]。

　UDCA の投与開始後 1 年経過しても胆道系酵素が十分に低下しない場合，まず UDCA のコンプライアンス，および投与量を確認する。近年は比較的体重の多い症例が増加しており，しばしば選択される 600mg/ 日投与では 13〜15mg/kg/ 日という推奨投与量を確保できていない可能性がある。コンプライアンスおよび投与量とも十分であるにもかかわらず，血清 ALP 値が十分低下しない場合は UDCA 治療反応不良例と判断される。

　現在，UDCA 治療反応不良例に対して，十分なエビデンスにより推奨される薬剤は国内には存在しない。海外では 2016 年，UDCA 治療反応不良例に対して farnesoid X receptor（FXR）アゴニストである obeticholic acid（OCA）が承認され，日常臨床で使用されるに至っている。しかし，OCA の国際共同第Ⅲ相試験[8]では，OCA の 12 ヵ月投与により「ALP の基準値上限の 1.67 倍未満，かつビリルビン基準値範囲内」というエンドポイントを達成したのは全体の 46％（5〜10mg 群），47％（10mg 群）に過ぎず，さらに 56％（5〜10mg 群），68％（10mg 群）の症例で皮膚掻痒感が副作用として出現した。後述で触れるように少なからぬ PBC 患者がもともと皮膚掻痒感に悩まされており，副作用として皮膚掻痒感が増強するというのはこの薬剤の弱点と言わざるを得ない。ちなみに，わが国においては OCA の非アルコール性脂肪性肝炎に対する治験が先行して行われており，PBC に対する治験が行われる，あるいは PBC に対する承認が得られる見込みは 2018 年 2 月現在全く立っていない。一方，国内では UDCA 治療反応不良例を対象とした抗フラクタルカイン抗体（E6011）の治験が行われている。フラクタルカイン（CX-3CL1）はケモカインと細胞接着分子の二つの活性を併せもつ細胞膜結合型ケモカインであり，PBC の障害胆管に強発現していることが報告されている一方，フラクタルカイン受容体である CX3CR1 は，胆管障害にかかわる NK 細胞や細胞傷害性 T 細胞に発現している[9,10]。やはり炎症局所にフラクタルカインの強発現がみられる関節リウマチやクローン病において E6011 の第Ⅱ相試験が行われ，良好な有効性・安全性が確認されたこともあり，現在 UDCA 治療反応不良例を対象とした E6011 の国内第Ⅱ相試験が進行中である（ClinicalTrials.gov NCT03092765）。

Ⅱ．ベザフィブラートの位置づけ

　一方，国内ではこのような UDCA 治療反応不良例に対して，しばしばベザフィブラートが使用されている。ベザフィブラートは PPARs アゴニストであり，高脂血症に効能・効果を有する薬剤だが，1999 年に Iwasaki らが PBC に対するベザフィブラートの生化学的改善効果を報告[11]して以来，国内では UDCA によって胆道系酵素が十分に低下しない症例に対してベザフィブラートが使用されるようになった。In vitro においてベザフィブラートは CYP7A1 を介して胆汁酸合成を抑制するとともに，UDCA と同様に MDR3 の発現亢進を通じて疎水性胆汁酸をミセル化することで親水性胆汁酸に変換する。これに加え，ベザフィブラートは pregnance X receptor（PXR）アゴニストとしても作用し，CYP3A4 の活性を上げることにより，親水性胆汁酸の合成を促進して疎水性胆汁酸の細胞毒性を減弱させることが報告されている[12]ことも，ベザフィブラートの有効性に期待を寄せる一因となっている。

　しかし，ベザフィブラートの使用にはもっと慎重になるべきである。そもそも PBC における長期予後の改善効果は必ずしも明らかになっていない。国内で行われた唯一のランダム化前向き試験は，各群 13 例・14 例とサンプルサイズが十分でないこと，高脂血症を有する症例のみを組み入れ

たためその結果をPBC患者一般に適用できない懸念があることなど多々問題点があるものの，8年あまりの観察期間後UDCA＋ベザフィブラート併用群はUDCA単独群と比較してむしろ生存率が低下する傾向がみられている（P＝0.057)[13]。確かにベザフィブラートの生化学的改善効果は臨床家が実感しているところだが，その改善が長期予後の改善につながっていないとすればどうだろうか。

ベザフィブラートがUDCA治療反応不良例の長期予後を改善するかどうかについて確実な結論が得られるのは，当然のことながらより多くの症例をエントリーした大規模なランダム化比較試験である。しかし，ベザフィブラートは発売から20年以上を経過した薬剤でジェネリック薬も多数発売されており，製造販売元の製薬会社が新規治験を行う可能性は皆無である。医師主導治験を行うために必要な競争的資金を得られる可能性もない。当面，レトロスペクティブではあるが疾患レジストリデータを対象として，傾向スコアマッチングなどの統計学的手法を用いベザフィブラートの長期予後改善効果について検討し，ポジティブな結果が得られれば公知申請により薬事承認へもちこむ，というのが最も現実的なアプローチであろう。現在までのところ，UDCA単剤治療が行われた国際多施設レジストリをベースにしたPBCの予後予測式であるGlobeスコア，UK-PBCスコア[14,15]を国内のUDCA＋ベザフィブラート併用例に適用し，ベザフィブラートの併用によって予後予測式から推測される以上に予後が改善していることが明らかになっており[16]，UDCA治療反応不良例に対するベザフィブラートの上乗せ効果が示唆されている。

ともあれ，ベザフィブラートに関しては長期予後改善効果が明らかにならない限りその使用には慎重になるべきであり，少なくとも臨床研究の枠組みから外れた高脂血症を伴わないPBCに対する適応外使用はコンプライアンスの点からも即刻中止されるべきであろう。

Ⅲ．アウトカムとしての自覚症状および健康関連QOL

一方，死亡や肝移植などハードエンドポイントに達せず生命予後は良好と判定される症例の場合でも，PBCの罹病期間は長期にわたるため，日常生活における自覚症状および健康関連QOLの改善が治療上のアウトカムとして極めて重要である。第16回PBC全国調査では，黄疸・腹水など非代償性肝硬変症状の存在しない患者は全体の80％程度に達しており，臨床家が日常臨床で遭遇するPBC患者の大半は一見無症状かつ問題のなさそうな患者であるが，最近われわれはこのような患者でもさまざまな自覚症状を抱え，健康関連QOLが低下していることを明らかにした。

PBCでは皮膚掻痒感，疲労感，さらに合併するシェーグレン症候群の影響もあり口腔や眼の乾燥症状がみられることはよく知られているが，このような自覚症状は短い診察時間における医師の面接だけではその実態を明らかにすることは困難である。われわれは，2005年イギリスで開発されたPBCに特化した自覚症状および健康関連QOLについての自記式評価表であるPBC-40[17]の日本語版を作成し[18]，多施設共同研究により2015〜2016年にかけて国内496例（平均年齢66.0歳）の外来通院中PBC患者にPBC-40日本語版を配布して記入を依頼した。その結果，中等度以上の皮膚掻痒感，疲労感が，それぞれ28.4％，42.3％の症例に存在することが判明した（図1）。今回の対象症例には非代償性肝硬変症状や低アルブミン血症などを有する進行例が49例（11.7％）含まれており，進行例のほうが自覚症状の程度は強かったものの，非進行例でもこれらの自覚症状が存在し，たとえば中等度以上の皮膚掻痒感は非進行例でも28％の症例に自覚されていた。さまざまなパラメータと皮膚掻痒感・疲労感との関連をロジスティック回帰により検討すると，皮膚掻痒感と関連があったのは診断後年数と低アルブミン血症の2因子，疲労感と関連があったのは性別（女性），診断時年齢，低アルブミン血症の3因子，であった。皮膚掻痒感と診断後年数との関連，疲労感と診断時年齢との関連をそれぞれ図2，3に示す。ここにみるとおり，診断後年数の長い症例，アルブミンの低い症例は皮膚掻痒感が強く，また女性，診断時年齢が若い症例，アルブミンの低い症例では疲労感が強いという結果であった。したがって，このような因子を有する症例ではいつも以上に患者の自覚症状に注意を払い，皮膚掻痒感や疲労感の有無について丁寧に確認すべきである。

皮膚掻痒感については従来用いられていた抗ヒスタミン薬などに加え，現在では選択的κオピオ

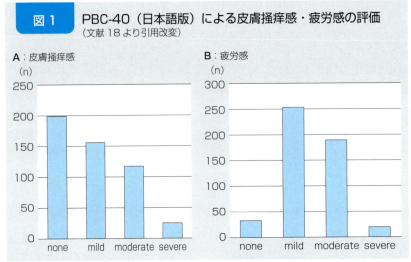

図1 PBC-40（日本語版）による皮膚掻痒感・疲労感の評価
（文献18より引用改変）

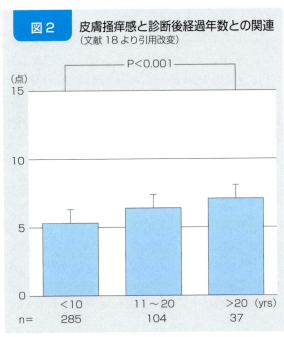

図2 皮膚掻痒感と診断後経過年数との関連
（文献18より引用改変）

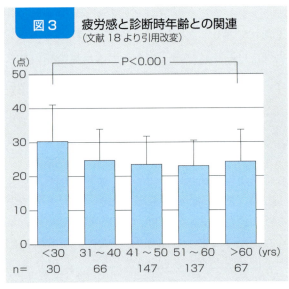

図3 疲労感と診断時年齢との関連
（文献18より引用改変）

イド受容体作動薬であるナルフラフィン塩酸塩が使用可能となっており，PBCを含む慢性肝疾患患者の皮膚掻痒感には一定の効果がある。また，2017年にはPBCの皮膚掻痒感改善をエンドポイントとした腸管における胆汁酸トランスポーター阻害薬（GSK2330672）の国際共同治験が日本でも開始されており（ClinicalTrials.gov NCT02966834），PBC患者の皮膚掻痒感は現在治療ターゲットとして注目されている。一方疲労感，さらに口腔・眼の乾燥症状については満足すべき薬効を有する薬剤は存在せず，新規薬剤の開発が課題となっている。

IV. 診断時すでに進行している症例

残された課題の最後に取り上げるべきなのが，診断時すでに非代償性肝硬変へ進行してしまっている症例である。先に述べたように，第16回PBC全国調査（2015年）によれば，診断時症状のない症例の予後は一般人口とほぼ同等であるが，黄疸や腹水など何らかの非代償性肝硬変症状を有する症例の場合には5年・10年生存率はそれぞれ82.2%，69.8%と低下する[2]。このような症例に対しては内科的治療の効果は限定的であり，肝移植が唯一の救命手段となる。幸い肝移植の長期予後は良好であり，ある程度進行している症例に遭遇した場合には移植外科医と適切に連携しながら，移植のタイミングを逸することのないよう診療にあたるべきである。また，診断時すでに進行してしまっている症例は過去の血液検査で肝機能検査異常がみつかってもそのまま放置されていた可能性が高い。今まで述べてきたようにPBCは早期に診断し治療を行うことにより良好な長期予後が得られる

疾患であり，健診や人間ドック，あるいは他科受診時の血液検査で肝機能検査異常を指摘された際，ことに ALP や GGT など胆道系酵素が上昇している症例では，速やかに AMA を測定し，PBC の早期診断に努めていただきたいと思う。

参考文献

1) 厚生労働省難治性疾患政策研究事業「難治性の肝・胆道疾患に関する調査研究」班編：原発性胆汁性胆管炎（PBC）の診療ガイドライン（2017 年）. 2017
2) 廣原淳子. 原発性胆汁性胆管炎全国調査（第 37 報）―第 16 回原発性胆汁性胆管炎全国調査結果―. 厚生労働科学研究補助金　難治性疾患政策研究事業報告書　平成 29 年度総括・分担研究報告書.
3) 田中篤，滝川一，三輪洋人，他：PBC の病名変更：「原発性胆汁性肝硬変」から「原発性胆汁性胆管炎」へ. 肝臓 57：309-311, 2016
4) 田中篤，滝川一，持田智, 他：PBC の病名変更：「原発性胆汁性肝硬変」から「原発性胆汁性胆管炎」へ. 日消病会誌 113：1165-1167, 2016
5) Corpechot C, Chazouilléres O, Poupon R：Early primary biliary cirrhosis：biochemical response to treatment and prediction of long-term outcome. J Hepatol 55：1361-1367, 2011
6) Kumagi T, Guindi M, Fischer SE, et al：Baseline ductopenia and treatment response predict long-term histological progression in primary biliary cirrhosis. Am J Gastroenterol 105：2186-2194, 2010
7) Momah N, Silveira MG, Jorgensen R, et al：Optimizing biochemical markers as endpoints for clinical trials in primary biliary cirrhosis. Liver Int 32：790-795, 2012
8) Nevens F, Andreone P, Mazzella G, et al：A Placebo-Controlled Trial of Obeticholic Acid in Primary Biliary Cholangitis. N Engl J Med 375：631-643, 2016
9) Isse K, Harada K, Zen Y, et al：Fractalkine and CX3CR1 are involved in the recruitment of intraepithelial lymphocytes of intrahepatic bile ducts. Hepatology 41：506-516, 2005
10) Shimoda S, Harada K, Niiro H, et al：CX3CL1 (fractalkine)：a signpost for biliary inflammation in primary biliary cirrhosis. Hepatology 51：567-575, 2010
11) Iwasaki S, Tsuchida K, Ueta H, et al：Bezafibrate may have a beneficial effect in pre-cirrhotic primary biliary cirrhosis. Hepatol Res 16：12-18, 1999
12) Honda A, Ikegami T, Nakamuta M, et al：Anticholestatic effects of bezafibrate in patients with primary biliary cirrhosis treated with ursodeoxycholic acid. Hepatology 57：1931-1941, 2013
13) Hosonuma K, Sato K, Yamazaki Y, et al：A prospective randomized controlled study of long-term combination therapy using ursodeoxycholic acid and bezafibrate in patients with primary biliary cirrhosis and dyslipidemia. Am J Gastroenterol 110：423-431, 2015
14) Carbone M, Sharp SJ, Flack S, et al：The UK-PBC risk scores：Derivation and validation of a scoring system for long-term prediction of end-stage liver disease in primary biliary cholangitis. Hepatology 63：930-950, 2016
15) Lammers WJ, Hirschfield GM, Corpechot C, et al：Development and Validation of a Scoring System to Predict Outcomes of Patients With Primary Biliary Cirrhosis Receiving Ursodeoxycholic Acid Therapy. Gastroenterology 149：1804-1812, 2015
16) Honda A, Tanaka A, Komori A, et al：Bezafibrate improves GLOBE and UK-PBC scores and long-term outcomes in patients with primary biliary cholangitis (PBC). Hepatology 66：42A, 2017
17) Jacoby A, Rannard A, Buck D, et al：Development, validation, and evaluation of the PBC-40, a disease specific health related quality of life measure for primary biliary cirrhosis. Gut 54：1622-1629, 2005
18) 田中篤，三浦幸太郎，八木みなみ, 他：日本人原発性胆汁性胆管炎患者の自覚症状および患者報告アウトカムの評価. 肝臓 57：457-467, 2016

歴史的背景からライセンス取得とトレーニング・システムの総論から
消化管手術（食道、胃、大腸）、肝胆膵手術と麻酔を含めた
術前・術中管理まで加えた各論で構成された
消化器領域のロボット支援手術の指針となる成書！！

消化器ダヴィンチ手術のすべて

■監修　北島政樹
（国際医療福祉大学　学長）

■編集　土田明彦
（東京医科大学外科学第三講座主任教授）

　　　　宇山一朗
（藤田保健衛生大学上部消化管外科教授）

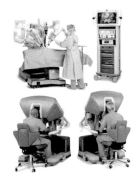

定価（本体 4,500 円＋税）

■目次
総論 ロボット支援手術の歴史と現状
1．ロボット支援手術の現状と未来
2．我が国における現状と展望
3．ライセンス取得とトレーニング・システム
各論Ⅰ．食道
1．胸部食道癌に対するロボット支援腹臥位胸腔鏡下食道亜全摘術
2．食道癌に対するロボット支援胸腔鏡下食道切除術
3．ロボット支援下非開胸食道亜全摘、3領域リンパ節郭清
各論Ⅱ．胃
1．ロボット支援下胃切除の実際―幽門側胃切除を中心に―
2．胃癌に対するロボット支援下胃切除術
　　―幽門側胃切除術、噴門側胃切除術、胃全摘術を中心に―
3．ロボット支援幽門側胃切除および胃全摘術の手技
各論Ⅲ．大腸
1．大腸疾患に対する大腸手術―直腸癌を中心に―
2．ロボット支援下腹腔鏡下直腸癌手術
3．腹腔鏡下手術と手術支援ロボットダヴィンチの
　　　　hybrid operation による完全鏡視下直腸位前方切除術
4．ロボット支援直腸低位前方切除術の手技
各論Ⅳ．肝胆膵
1．ロボット肝切除の手技の実際
2．胆道外科におけるロボット支援腹腔鏡下手術
3．膵臓外科におけるロボット支援腹腔鏡下手術
4．膵癌に対するロボット支援膵体尾部切除術
5．Artery-first approach によるロボット支援膵体尾部切除術
各論Ⅴ．麻酔
1．消器手術における術前・術中管理―食道と大腸の手術を中心に―
2．消化器ロボット支援手術の麻酔管理法

詳しくは▶URL：http://www.igakutosho.co.jp　または、医学図書出版 で 検索

医学図書出版株式会社

〒113-0033　東京都文京区本郷2-29-8（大田ビル）
TEL：03-3811-8210　FAX：03-3811-8236
URL：http://www.igakutosho.co.jp
E-mail：info@igakutosho.co.jp

特集

肝疾患診療：残されたそして新たな課題
6. 肝性脳症をどう診断して治療するか？

土谷　薫，中西　裕之，黒崎　雅之，泉　並木

武蔵野赤十字病院消化器科*

要旨　肝性脳症は肝硬変合併症の一つであり早期に診断し治療を開始することが医学的かつ社会的に重要である。成因についても研究が進み，古くから知られるアンモニア以外にミトコンドリア内のカルニチン欠乏などが考えられている。新しい診断法としてNIRSなどが登場し早期診断に役立っている。治療は従来の合成二糖類の他にリファキシミン・特殊組成アミノ酸製剤・カルニチン・亜鉛などさまざまな薬剤が登場しており治療成績および肝硬変患者の生活の質の向上が期待されている。

Key Words　ミニマル脳症，薬物治療，画像診断

はじめに

肝性脳症は重篤な肝障害・肝不全あるいは門脈大循環短絡に起因する病態の一つとして極めて重要であり，また肝性脳症による精神神経症状により引き起こされる可能性があるさまざまな事象（交通事故など）の危険性を考えると，早期に診断し治療を開始することが医学的かつ社会的に必要である。本稿では従来の診断および治療に加え，最新の肝性脳症診断法および新規薬剤について述べる。

I. 肝性脳症の疫学と機序

肝性脳症とは劇症肝炎や肝硬変など重篤な肝障害あるいは門脈大循環短絡に起因する多彩な精神神経症状である。明らかな精神神経症状がある顕性脳症の頻度は一般的に肝硬変の初回診断時に10～16％，初回診断時非代償性肝硬変と診断された症例においては16～21％，肝硬変と診断されて5年後には5～25％の症例で顕性脳症発現のリスクがあると報告されている[1]。そして顕性脳症患者が治療後脳症を再発する可能性は1年後で40％であり，顕性脳症を再発した症例の40％が6ヵ月以内に肝性脳症を繰り返すことが知られている[1]。肝性脳症の成因には古くより知られているアンモニアの他に，GABA, ベンゾジアゼピン，脳内アストロサイトの腫脹，神経伝達物質関連蛋白をコードする遺伝子の発現亢進，ドーパミン受容体異常などが知られている。脳内アストロサイトはアンモニア負荷により形態的に拡張し空砲化した核や細胞辺縁のクロマチンの増加などが観察され，Alzheimer II型様の変化を生じることが示されている。アストロサイトは脳内では唯一グルタミンの合成によりアンモニアを解毒しており慢性の肝性脳症患者ではアストロサイトは腫脹し細胞容積の平衡が障害されていることが明らかとなっており，この形態学的変化によりニューロンとの神経的連絡も障害されると考えられている。一方で後述するミニマル肝性脳症（minimal hepatic encephalopathy：MHE）患者は非脳症患者と同様に血中アンモニア値はほぼ正常域であり，顕性脳症のようにアンモニア高値を示さないことが知られている。このことよりミトコンドリア内での尿素回路の機能低下によるアンモニア解毒能低下だけではMHEの病態は説明不可能である。MHEの発症のメカニズムとして近年ミトコンドリア内でのカルニチン欠乏が注目されている。肝線維化の進展に伴いミトコンドリア外膜が崩壊し，ミトコンドリア内膜のクリステの腫脹，消失もみられ，ミトコンドリアの膜透過性が低下する。MHE患者の血中カルニチン濃度は正常域で保たれているが，カルニチンのミトコンドリア膜透過

Diagnosis and treatment of hepatic encephalopathy
Kaoru Tsuchiya, Hiroyuki Nakanishi, Masayuki Kurosaki and Namiki Izumi
Department of Gastroenterology and Hepatology, Musashino Red Cross Hospital
key words : minimal hepatic encephalopathy, medicine, imaging diagnosis
*武蔵野市境南町1-26-1（0422-32-3111）〒180-8610

表1 欧米における肝性脳症の分類と記載法

Type	Grade	Time Course	Spontaneous or Precipitated
A	MHE / 1 — Covert	Episodic	Spontaneous
B	2	Recurrent	
C	3 / 4 — Overt	Persistent	Precipitated(specify)

表2 欧米における肝性脳症の grade 分類

WHC Including MHE	ISHEN	Description	Suggested Operative Criteria	Comment
Unimpaired		No encephalopathy at all, no history of HE	Tested and proved to be normal	
Minimal		Psychometric or neuropsychological alterations of tests exploring psychomotor speed/executive functions or neurophysiological alterations without clinical evidence of mental change	Abnormal results of established psychometric or neuropsychological tests without clinical manifestations	No universal criteria for diagnosis. Local standards and expertise required
Grade Ⅰ	Covert	● Trivial lack of awareness ● Euphoria or anxiety ● Shortened attention span ● Impairment of addition or subtraction ● Altered sleep rhythm	Despite oriented in time and space(see below), the patient appears to have some cognitive/bevavioral decay with respect to his or her standard on clinical examination or to the caregivers	Clinical findings usually not reproducible
Grade Ⅱ	Overt	● Lethargy or apathy ● Disorientation for time ● Obvious personality change ● Inappropriate behavior ● Dyspraxia ● Asterixis	Disoriented for time (at least three of the followings are wrong: day of the month, day of the week, month, season, or year) ± the other mentioned symptoms	Clinical findings variable, but reproducible to some extent
Grade Ⅲ		● Somnolence to semistupor ● Responsive to stimuli ● Confused ● Gross disorientation ● Bizarre behavior	Disoriented also for space (at least three of the following wrongly reported: country, state [or region], city, or place) ± the other mentioned symptoms	Clinical findings reproducible to some extent
Grade Ⅳ		Coma	Does not respond even to painful stimuli	Comatose state usually reproducible

WHC：West Haven Criteria, ISHEN：International Society for Hepatic Encephalopathy and Nitrogen Metabolism

性が低下することにより，カルニチンのミトコンドリア内での利用効率が低下して相対的にミトコンドリア内でのカルニチン欠乏状態を引き起こしている可能性がある．ミトコンドリア内でカルニチンが欠乏することによりミトコンドリアが活性酸素による解毒を行うことが難しくなり内因性のフリーラジカルが発生しやすくなり，そして高濃度の酸化ストレスが産生されMHEの発症の一因となっていることが考えられている．

Ⅱ．肝性脳症の病型と分類

肝性脳症の臨床病型は臨床経過や脳症の発症様式などにより劇症肝炎に代表される急性型，肝硬変に代表される慢性型，および特殊型に分類される．慢性型はさらに慢性再発型と末梢型に分類され，慢性再発型とは門脈─大循環短絡に要因が強く，末梢型は肝細胞障害が主たる原因の病態である．特殊型の頻度は少ないが病態としてはアンモニアが強く関連している可能性が高く先天性尿素サイクル酵素異常症などがあげられる．近年欧米

表3　West Haven Criteria（欧米で用いられる肝性脳症昏睡度分類と評価法）

昏睡度	検査と評価
I	・TMT-A が 120 秒以内に完了しない（ただし教育歴 5 年以上）または任意の動物の名前を 120 秒以上に七つ以上あげられない ・時間と場所の指南力は保たれている
II	・日時の指南能力（三つ以上の異常を有意とする） 　－曜日・日・月・年 ・場所の指南力は保たれている
III	・場所の指南力障害（二つ以上の異常を有意とする） 　－国／県名・地方・市町村・現在の場所・建物の階数 ・時間の指南力障害がある ・Glasgow score（8～14）
IV	・疼痛刺激に反応がない ・Glasgow score（>8）

TMT-A：trail making test A（ナンバーコネクションテスト A）

表4　肝性脳症を誘発する因子（頻度順）

Episodic（間欠型脳症）	Recurrent（再発型脳症）
感染	電解質異常
消化管出血	感染
利尿剤過量	不明
電解質異常	便秘
便秘	利尿剤過量
不明	消化管出血

表5　肝性脳症と鑑別が必要な疾患

・糖尿病（低血糖，ケトアシドーシス，高浸透圧，乳酸アシドーシス）
・アルコール（酩酊，離脱，ウェルニッケ脳症）
・薬剤（ベンゾジアゼピン，抗精神病薬，オピオイド）
・神経系の感染
・電解質異常（低 Na 血症，高 Ca 血症）
・非痙攣性てんかん
・精神障害
・頭蓋内出血・脳梗塞
・認知症
・脳実質障害（外傷性・腫瘍性・正常圧水頭症）
・閉塞性睡眠時無呼吸

を中心として表1～3のような肝性脳症分類と記述が推奨されている[1]。すなわち劇症肝炎などの急性肝不全は A 型，肝硬変を伴わない門脈―大循環シャント形成によるものは B 型，肝硬変に起因するものは C 型である。そして脳症の grade については表2,3で示すように記載し，次に臨床経過からエピソード型，再発型，持続型を判断する。最後に表4に示すような誘発因子があれば記述する。MHE とは精神神経症状が明らかではなく，臨床的には従来から報告されている肝性脳症の症状を示さないが鋭敏で定量的な精神神経機能検査を施行することで精神神経機能の異常が指摘される状態である。MHE では記憶力低下，人格の変化，認知機能障害，動作の緩慢がみられることがわかっており車の運転能力が低下することが報告されている。肝硬変患者における MHE の有病率は 30～80％と大きく隔たりがみられ，これは従来の研究では顕性脳症の既往を除外できておらず，また研究対象の患者を Child-Pugh grade B および C に限っている研究が多いことが原因と考えられる。近年の本邦からの顕性脳症の既往のない患者を対象とした複数の報告では 30％前後に MHE が報告されている[2]。また MHE のない肝硬変に比し MHE では診断されてから 24 ヵ月目までに 23％の症例で II 度以上の脳症を発症したという結果[3]もあり顕性脳症の前段階として MHE の積極的な診断が必要である。

III．肝性脳症の診断

　肝性脳症は肝機能異常，肝疾患の既往の有無，精神神経症状，高アンモニア血症，脳波異常などから総合的になされ，血液検査としては血液アンモニア濃度，血漿遊離アミノ酸濃度を測定する。慢性肝疾患患者においてはアンモニアのみを測定し高値を呈しても肝性脳症の診断や重症度の診断は不可能である。またアンモニア正常値を呈する場合は表5に示すような他の疾患の鑑別が極めて重要となる。血液でのアミノ酸分析では総アミノ酸量，分岐鎖アミノ酸（BCAA），芳香族アミノ酸（AAA），グルタミン，メチオニンなどに注目し，BCAA/AAA モル比または BTR（BCAA/tyrosine

表6　肝性脳症の昏睡度分類（日本，犬山シンポジウム，1982）

昏睡度	主な精神症状・神経症状	Japan Coma Scale (3-3-9方式)
I	睡眠—覚醒リズムの逆転 多幸気分，ときに抑鬱状態 だらしなく，気に留めない態度 Retrospective にしか判定できない場合が多い	1
II	指南力（時・時間）障害，物を取り違える 異常行動 時に傾眠状態，無礼な言動，医師の指示に従う 興奮状態なし，尿・便失禁がない・羽ばたき振戦あり	2, 3, 10
III	しばし興奮状態またはせん妄状態を伴い，反抗的態度をみせる， 嗜眠状態，医師の指示に従わない・従えない・羽ばたき振戦あり， 指南力は高度の障害	20, 30
IV	昏睡，痛み刺激に反応する， 刺激に対して払いのける動作・顔をしかめる	100, 200
V	深昏睡，痛み刺激にもまったく反応しない	300

比）の低下を確認する。肝機能が正常でシャント型を疑う症例では腹部超音波検査・造影腹部CT検査などを施行し門脈—大循環シャントの存在を確認する。また頭部MRI検査のT1強調画像での大脳基底核淡蒼球の高信号（マンガン沈着）の存在を確認することも有用である。肝性脳症では昏睡の進行（表6）に従って左右対称でびまん性の脳波の徐波化がみられ，昏睡の予知，重症度判定，治療効果の判定に有用である。三相波は肝性脳症の所見としてよく知られているが昏睡II～III度での出現頻度が高く，昏睡IV度になると周波数や振幅は減少し平坦となる。MHEは定量的精神神経機能検査・電気生理学的検査・非侵襲的脳機能検査を組み合わせて診断されることが多い。定量的精神神経検査として本邦ではNPテスト（neuropsychiatric test）が広く用いられている。NPテストは反応時間を年齢で補正し正常・異常を判定するもので，異常項目が2項目以上あればMHEと診断できる。NPテストはナンバーコネクションテスト（NCT)-A, NCT-B, フィギュアポジションテスト（FPT)，デジットシンボルテスト（DST)，リアクションタイムテスト（RTT)-A, RTT-B, RTT-Cがある。MHE患者ではNCT-B, RTT-Cの2項目が非脳症患者と比較して有意に成績が悪いことがわかってきた。Nakanishiらの検討[4]では近赤外線トポグラフィー（near-infrared spectroscopy：NIRS）を用いることによりMHEが診断できることが報告され，またその後の研究ではNIRS上で課題開始早期の脳機能賦活が低下している症例ではNPテストにてNCT-A完遂時間の延長を認め，低栄養，アンモニア高値，脳波基礎律動徐派化, MRI淡蒼球T1 high intensityを伴っており，脳機能賦活非低下例に比して生命予後不良であることが明らかとなった。

IV. 肝性脳症の治療

栄養管理では昏睡III度以上または経口摂取不能時には絶食とし糖質を中心とした静脈管理栄養を行う。アミノ酸製剤はBCAAを多く含有しAAAを少なく配合した特殊組成アミノ酸製剤を用いるが，劇症肝炎などの急性肝不全による肝性脳症（A型）ではむしろ窒素負荷となり肝性脳症を悪化させる可能性があるので急性期の投与は禁忌である。劇症肝炎ではプロトロンビン時間活性が改善して60％を超え昏睡II度以内となり経口摂取が可能と判断される場合は食事蛋白量を制限（蛋白量1日40g以下）しつつBCAAを併用する形で栄養療法を開始する[5]。慢性肝不全では長期の蛋白制限食は蛋白異化更新を助長しPEM（protein-energy malnutririon）を悪化させるので経腸栄養剤の投与が必須である。

1. 合成二糖類（ラクツロース，ラクチトール）

急性型，慢性型，特殊型，MHEいずれの場合でも投与される。日本消化器病学会肝硬変診療ガイドライン2015年[6]では推奨の強さは1, エビデンスレベルAである。腸内細菌により分解され，

有機酸を生成し、腸管内でのアンモニアの産生や吸収を抑制し、血中アンモニア値を低下させる。投与方法は経口（無理な場合は経管的）投与と経腸投与（浣腸）がある。ラクツロースは便の性状と排便回数を目安に1日30〜90mLを3〜4回にわけて投与する。

2. 難吸収性抗菌薬（リファキシミン）

リファキシミンはリファマイシン系抗菌薬で、グラム陽性菌・グラム陰性菌・好気性菌・嫌気性菌に対し広い抗菌スペクトルを示す。世界的にはすでに64ヵ国で承認使用されており本邦においても2016年11月に保険収載となった。1回400mgを1日3回、成人に食後投与する。リファキシミンは細菌のRNA合成を阻害する作用をもち、これを経口投与することにより腸管内のアンモニア産生菌に作用し、アンモニア産生を抑制することで血中アンモニア濃度を低下させる。日本消化器病学会肝硬変診療ガイドライン2015年[6]では腸管非吸収性抗菌薬投与は推奨の強さは2、エビデンスレベルAとされている。最近の海外の論文では肝性脳症を発症した肝硬変症例（n＝1,042）においてリファキシミン内服群は生存期間の向上を認め、また特発性細菌性腹膜炎・静脈瘤破裂の発生率が非内服群に比し低下したとの結果があり[7]、本邦の実臨床での使用経験の報告が期待される。

3. 特殊組成アミノ酸製剤

BCAA高含有の輸液製剤と経腸栄養剤、およびBCAA顆粒製剤がある。前述のようにA型（劇症肝炎などによる急性型）では禁忌である。血中および脳内のアミノ酸インバランスの是正による脳内神経伝達障害の改善を図ることができ、とくにB型（シャント型）には極めて速効性の効果を示す。経腸栄養剤は昏睡II度以下あるいは経口摂取が可能で腸管機能運動異常のない例が適応である。肝性脳症の改善に加えて肝硬変例では血清アルブミン値の改善、非呼吸商の改善が認められることが報告されている[8]。日本消化器病学会肝硬変診療ガイドライン2015年[6]では肝性脳症の意識障害へのBCAA投与は推奨の強さは1、エビデンスレベルAである。低栄養状態を伴う肝硬変に対するBCAA顆粒製剤の長期投与の検討ではイベント発生率（経過中の腹水・浮腫・肝性脳症・黄疸などの増悪・食道胃静脈瘤破裂・肝癌合併・他の原因の死亡）がBCAA顆粒製剤投与群で有意に低下しており[9]、肝性脳症例を含む低栄養状態を伴う肝硬変患者に有用と考えられる。

4. カルニチン

肝性脳症発症のメカニズムにカルニチンが関連している可能性があることは前述の通りである。Saitoら[10]はNPテストによりMHEと診断した肝硬変患者24名に3ヵ月間カルニチンを単独で投与したところ11名（45.8%）でNPテスト（NCT-BおよびRTT-Cの2項目）が改善したことを報告した。これらの症例では投与前からアンモニア値は正常域にありカルニチン投与後もアンモニア値の改善はみられなかった。MHEが改善した理由としてカルニチン投与により血中カルニチン濃度が上昇してミトコンドリア内へカルニチンが透過しやすくなり、ミトコンドリア内により多く取り込まれたカルニチンがミトコンドリア機能の改善に寄与したことが考えられている。またカルニチン投与後のMHE改善が投与前のタウリンが十分に保たれた症例が有意に多かった。タウリンはフリーラジカル除去因子として知られており肝組織および肝機能の改善といった肝保護作用を有している。Saitoらはカルニチン・タウリン併用療法の可能性を示唆している[10]。日本消化器病学会肝硬変診療ガイドライン2015年[6]ではカルニチン欠乏を伴う肝性脳症に対するカルニチン投与は推奨の強さは"なし"、エビデンスレベルBとされている。

5. 亜鉛

肝硬変では銅の増加と亜鉛の欠乏が特徴的である。亜鉛は消化管から吸収された後血中ではアルブミンやα_2マクログロブリン、アミノ酸などに結合しているが、肝硬変ではアルブミンの低下によりアミノ酸と結合する亜鉛が増加するため尿中へ漏れやすく、尿中排泄が増加している。さらに肝硬変では浮腫や腹水に対し利尿剤が使用されることが多いが、利尿剤は亜鉛の尿細管からの再吸収を抑制することで尿中排泄を増加させる。肝硬変に対する亜鉛補充は機能低下した尿素回路を回復させることで高アンモニア血症や肝性脳症などの症状を改善させることが報告されている。Marchesiniら[11]は肝硬変患者に硫酸亜鉛を投与しNP

テストの改善・アンモニアの低下・Fisher 比の改善を認めたことを報告した。2017 年 3 月本邦で低亜鉛血症に対して酢酸亜鉛水和物製剤であるノベルジンが保険適応となった。Katayama ら[12]は肝硬変患者にノベルジンを投与し血中アンモニアが低下することを報告した。日本消化器病学会肝硬変診療ガイドライン 2015 年[6]では亜鉛欠乏を伴う肝性脳症に対する亜鉛投与は推奨の強さは"なし"，エビデンスレベル B とされている。

6．シャント閉塞術

門脈大循環短絡を有し脳症を繰り返す症例において栄養療法や薬物治療に難渋する場合はバルーン逆行性経静脈的閉塞術（B-RTO）の適応となる。しかし日本消化器病学会肝硬変診療ガイドライン 2015 年[6]では長期成績の報告が存在せず試験規模も小さいことから推奨の強さは 2，エビデンスレベル C とされている。また保険適応がないため適切な対応が必要である。

7．肝移植

肝移植は唯一の根治的治療であり患者が 65 歳以下で移植適応があれば検討されるべきである。肝癌合併例では肝癌がミラノ基準内であることが保険適応条件である。

おわりに

肝性脳症の診断および治療について新しい検査法や治療薬をふまえて記述した。前述の通りに肝性脳症は患者本人のみならず社会にも影響を及ぼす病態であり，進歩した検査法や治療薬を上手に用いて，より良質な治療を提供し肝硬変患者の生活の質の向上を提供することがわれわれの使命である。

参考文献

1) Vilstrup H, Amodio P, Bajaj J, et al : Hepatic encephalopathy in chronic liver disease : 2014 Practice Guideline by the American Association for the Study of Liver Diseases and the European Association for the Study of the Liver. Hepatology 60 : 715-735, 2014
2) Kato A, Tanaka H, Kawaguchi T, et al : Nutritional management contributes to improvement in minimal hepatic encephalopathy and quality of life in patients with liver cirrhosis : A preliminary, prospective, open-label study. Hepatol Res 43 : 452-458, 2013
3) Kato A, Kato M, Ishii H, et al : Development of quantitative neuropsychological tests for diagnosis of subclinical hepatic encephalopathy in liver cirrhosis patients and establishment of diagnostic criteria-multicenter collaborative study in Japanese. Hepatol Res 30 : 71-78, 2004
4) Nakanishi H, Kurosaki M, Nakanishi K, et al : Impaired brain activity in cirrhotic patients with minimal hepatic encephalopathy : Evaluation by near-infrared spectroscopy. Hepatol Res 44 : 319-326, 2014
5) 日本肝臓学会編：肝臓専門医テキスト改訂第 2 版．南江堂，2016
6) 日本消化器病学会編：肝硬変診療ガイドライン 2015 改訂第 2 版．南江堂，2015
7) Kang SH, Lee YB, Lee JH, et al : Rifaximin treatment is associated with reduced risk of cirrhotic complications and prolonged overall survival in patients experiencing hepatic encephalopathy. Aliment Pharmacol Ther 46 : 845-855, 2017
8) Nakaya Y, Okita K, Suzuki K, et al : BCAA-enriched snack improves nutritional state of cirrhosis. Nutrition 23 : 113-120, 2007
9) Muto Y, Sato S, Watanabe A, et al : Effects of oral branched-chain amino acid granules on event-free survival in patients with liver cirrhosis. Clin Gastroenterol Hepatol 3 : 705-713, 2005
10) Saito M, Hirano H, Yano Y, et al : Serum level of taurine would be associated with the amelioration of minimal hepatic encephalopathy in cirrhotic patients. Hepatol Res 46 : 215-224, 2016
11) Marchesini G, Fabbri A, Bianchi G, et al : Zinc supplementation and amino acid-nitrogen metabolism in patients with advanced cirrhosis. Hepatology 23 : 1084-1092, 1996
12) Katayama K, Saito M, Kawaguchi T, et al : Effect of zinc on liver cirrhosis with hyperammonemia : a preliminary randomized, placebo-controlled double-blind trial. Nutrition 30 : 1409-1414, 2014

7. 難治性腹水

大木　隆正
三井記念病院消化器内科*

要旨　非代償性肝硬変における主症状の一つに難治性腹水（治療抵抗性腹水）があげられる。既存の利尿薬の反応性に乏しく，症状のコントロールに難渋することが多い。これまで難治性腹水の治療は，侵襲的な処置に頼らざるを得なかった。しかし，水利尿薬トルバプタンの登場により，新たな経口利尿薬の選択肢を得た。自験例において，トルバプタンを導入することで，非代償性肝硬変による難治性腹水患者の約6割の症例で改善を認めた。また，難治性腹水が改善した症例に関しては，その後の予後の延長も期待できることがわかった。既存の治療方法に加えて，新たな選択肢であるトルバプタンを上手に使用することで，良好な腹水コントロールを実現し，症状の緩和，予後の改善を可能にするのではないかと推察される。

Key Words　難治性腹水（治療抵抗性腹水），トルバプタン，肝硬変

はじめに

　肝硬変による難治性腹水（治療抵抗性腹水）とは，既存の利尿薬で改善できない中等量以上の腹水のことを指す。肝硬変による腹水の発現には種々の要因が関係し，その機序については，①underfilling説[1]，②overflow説[2]，③peripheral arterial vasodilatation説[3]があげられる。①は肝硬変の進行により，低アルブミン血症をきたし血漿膠質浸透圧が低下，内臓血管床に体液が移行することにより，腹水が生じるという説である。②は，腎臓での水，ナトリウムの再吸収が促進され，循環血漿量が増加し，肝臓での類洞内圧が上昇，門脈圧亢進状態が増悪するため，腹水が生じるという説である。③は前述の二つの説を一つにしたような理論であるが，いずれにしても，低アルブミン血症とそれに伴う血漿膠質浸透圧の低下，門脈圧亢進，交感神経系の亢進，レニン・アンギオテンシン系の活性化，そして抗利尿ホルモンの分泌促進が腹水貯留を惹起する。

　本邦では，肝硬変診療ガイドラインの改訂に伴い，フロセミド20～40mg/day，スピロノラクトン25～50mg/dayを用いてもコントロールできない腹水を難治性腹水としていることが多い[4]。欧米では，厳密な定義がなされており，利尿薬抵抗性腹水と利尿薬不耐性腹水とに分類されている。前者は，塩分制限に加えて高容量の利尿薬（フロセミド160mg/day，スピロノラクトン400mg/day）を用いてもコントロールできない腹水を指し，後者は利尿薬の副作用のため有効用量を投与できない腹水とされている[5]。しかしこのような米国で定義されている高容量の利尿薬を本邦で使用している施設は少ない。それは，高容量のループ利尿薬が腎機能を悪化させる恐れがあり[6]，安易な増量が手控えられていることと，本邦において米国で承認されていない水利尿薬トルバプタン（TLV）が使用可能であることが大きいと推察される。

　TLVは，遠位尿細管のバソプレッシンV_2受容体に選択的に結合し，腎集合管における水再吸収を阻害することで，電解質の放出を増加させることなく自由水の尿中排泄を増加させる新しい水利尿薬である[7～9]。腹水の治療に対しては，塩分制限から始まり，スピロノラクトンが開始されることが推奨されている[4]。それでも十分な治療効果がない場合，ループ利尿薬の一つであるフロセミドが頻用されてきた[10]。しかしながら，前述のごとく，フロセミドを長期投与すると腎機能が悪化し，低ナトリウム血症や低カリウム血症といった電解質異常を引き起こす[6]。TLVはバソプレッシ

Ascites unresponsive to standard diuretics
Takamasa Ohki
Department of Gastroenterology, Mitsui Memorial Hospital
key words : refractory ascites, cirrhosis, tolvaptan

*千代田区神田和泉町1（03-3862-9111）〒101-8643

ンV₂受容体に結合し，自由水のみ体外に排出するため，フロセミドと異なり電解質のバランスを大きく崩すことがない。また，フロセミドは血中のアルブミンと結合し効力を発揮する薬剤であるため，低アルブミン血症の患者では効果が十分に発揮できなかったが，TLV はその点においても影響が少ないとされている[11,12]。TLV の登場により，難治性腹水に対する薬物治療の選択肢が増えたことは，患者さんの QOL を考える上で意義深いことである[13,14]。

TLV を含めた薬物治療で腹水のコントロールが難しくなった場合は，腹水濾過濃縮再静注療法（CART）を含めた大量腹水穿刺排液法，腹腔静脈シャント（デンバーシャント），そして経頸静脈的肝内門脈短絡路術（TIPS）が，侵襲的な治療方法として用いられる。いずれも，侵襲的な処置である上，一長一短の手技であり，その特徴に関しては後述する。

C 型肝炎ウイルス感染が治癒する時代となったが，依然として肝硬変そのものを治療する手立ては肝移植以外にない。そのため，緩徐に進行する肝硬変の随伴症状である難治性腹水に対する治療は，とても重要である。本稿では，難治性腹水に対する新規水利尿薬である TLV の話題を中心に，難治性腹水の治療方法に関して解説する。

I．トルバプタン

1．背景・目的

治験においては 1〜2 週間の比較的短い投与期間でその有効性が判定されたが，筆者も含め実臨床では比較的長期に投与することが多いと推察される。それは，難治性腹水をきたす病態が進行性のものであり，原疾患そのものの改善がなかなか見込めない状況にあるからである。ここでは，当院における難治性腹水に対する TLV の使用経験を報告したい。

2．方法

2016 年 12 月 31 日までに TLV が投与された難治性腹水患者 128 例を対象とした。難治性腹水の定義は，日本消化器病学会の肝硬変診療ガイドラインに準拠し，フロセミド 20mg/day＋スピロノラクトン 50mg/day，フロセミド 40mg/day＋スピロノラクトン 25mg/day，フロセミド単独 60mg/day 以上のいずれかの内服においても腹水のコントロールができない状態とした。TLV の導入から体重が 1.5kg 以上減少した場合を腹水の改善と定義した。最終フォローアップ日は 2017 年 6 月 30 日とし，TLV 導入時の患者背景，投与後の腹水の改善度合い，投与後の増悪にかかわる因子などを検討した。TLV は全例入院の上，投与を開始し，開始用量は 3.75mg/day とした。最終的には臨床症状や奏効の目安となる指標をもとに 7.5mg/day まで増量を行った。TLV を投与した全例でその背景，治療効果，効果予測因子を検討するとともに，奏効群と無効群の 2 群に分けてそれぞれの特徴を検討した。また TLV 投与が予後に与える影響についても検証した。単一パラメーターの治療前後の比較には，paired t-test，2 群間のパラメーターの比較には，Fisher's exact test，unpaired t-test を使用した。TLV の奏効の目安となるパラメーターのカットオフ値は，ROC 曲線を用いて検討した。TLV の奏効に寄与する因子の同定に関しては，多重ロジスティック回帰分析を用いた。累積生存率の比較に関しては，Kaplan-Meier method を用い，log-rank test で検定した。また，累積生存率にかかわる因子の検討には，Cox 比例ハザード単変量解析および多変量解析を使用した。いずれの解析においても，P 値が 0.05 未満である場合を統計学的に有意であると判定した。

3．結果

TLV を投与した 128 例の患者背景は表 1 に示す通りである。投与期間の中央値は 107 日で，66 例（51.6%）が Child-Pugh class C と著しい肝予備能の低下を認めた。また，49 例（38.3%）の症例が，ステージ 3 以上のコントロール不能肝癌を有していた。血液生化学検査においては，アルブミン低値，ビリルビン高値，すでに既存の利尿薬の投与もあり腎障害も認めていた。投与後の体重の変化を図 1 に示す。全体では，投与後中央値の 8 日後に最低体重を記録しており，中央値で 3.0kg ほど低下していた。128 例中 83 例（64.8%）において，腹水の改善を認めた。全例 TLV は入院による導入が行われたが，入院中の主な副作用は，口渇が一番多く，重篤な副作用は認めなかった（表 2）。前述のごとく難治性腹水は 83 例（64.8%）において改善を認めたが，原疾患そのものが進行性のため，その後 83 例中 68 例（81.9%）で腹水の再増

表1

A：患者背景

	トルバプタン N = 128
投与期間（日）	107（18〜111）
観察期間（日）	190（26〜206）
年齢（歳）	70.6（63.5〜79.2）
男性	89（69.5%）
体重（kg）	60（54〜68）
HCV 感染	71（55.5%）
Child-Pugh class B/C (N)	62（48.4%）/66（51.6%）
肝性胸水（N）	49（38.2%）
肝癌治療中（N）	88（68.8%）
コントロール不能の肝癌（N）	49（38.3%）

B：血液生化学検査

	トルバプタン N = 128
ALB（g/dL）	2.8（2.5〜3.1）
ALT（IU/L）	41（19〜44）
T.bil（mg/dL）	2.6（0.8〜2.8）
Cre（mg/dL）	1.26（0.86〜1.42）
eGFR（mL/min/1.73m^2）	44.3（33.6〜62.8）
Na（mEq/L）	133（130〜138）
血小板（$\times 10^4/\mu L$）	11.6（6.7〜14.8）
PT（%）	57（45〜68）

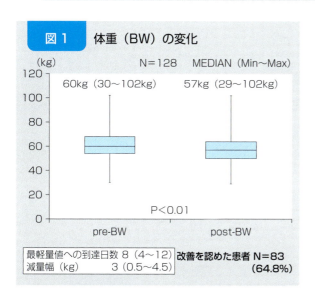

図1　体重（BW）の変化

N=128　MEDIAN（Min〜Max）

pre-BW: 60kg（30〜102kg）　post-BW: 57kg（29〜102kg）　P<0.01

最軽量値への到達日数 8（4〜12）
減量幅（kg） 3（0.5〜4.5）
改善を認めた患者 N=83（64.8%）

表2　有害事象

N = 36/128（28.1%）
入院中の有害事象（一番程度の強かったもの）

腎障害	3（2.3%）
口渇	28（21.9%）
頻脈	1（0.8%）
倦怠感	1（0.8%）
咳嗽	1（0.8%）
下痢	1（0.8%）
採血の苦痛	1（0.8%）

経過観察中7例（5.5%）に肝性脳症を認めた。
高ナトリウム血症は認めなかった。
導入後，**増悪なく経過している症例は17例（13.3%）**，
入院後そのまま**死亡退院は29例（22.7%）**であった。

表3　TLVの反応性（効果予測）因子

因子	カットオフ	施設	著者	雑誌	年
24時間尿量（mL）	1,800	三井記念病院	大木隆正	World J Hepatol	2015
尿浸透圧低下（%）	30				
HVPG（mmH_2O）	190	日本医科大学千葉北総病院	中川 愛	World J Gastroenterol	2016
BUN（mg/dL）	26.9	奈良県立医科大学	瓦谷英人	Hepatol Res	2016
BUN/Cre	17.5	東京女子医科大学	小木曽智美	Hepatol Res	2016
尿中 Na/K	3.09				
尿中 Na排泄（mL/日）	42.5	湘南鎌倉総合病院	魚嶋晴紀	Hepatol Res	2016
尿中 AQP_2/Cre	―	武蔵野赤十字病院	中西裕之	J Gastroenterol	2016
尿中 Na/K	2.5	武蔵野赤十字病院	小宮山泰之	PLoS ONE	2017

HVPG（hepatic venous pressure gradient）：肝静脈圧格差
190mmH_2O ≒ 14mmHg

悪を認めた。再増悪に至るまでの中央期間は44日であった。TLVの投与により一定の治療効果は得られるが，その効果は一時的なものであると考えられる。

TLVの効果予測因子に関しては，いくつかの報告がある（表3）。今回の投与例をもとに腹水改善

表4 効果に影響する因子の検討（多重ロジスティック回帰分析）

Variable	Odds ratio (95% CI)	P Value
尿浸透圧減少率（per 1%）	1.04 (1.02-1.08)	< 0.01
24時間尿量（per 100mL）	1.22 (1.11-1.35)	< 0.01
ALT（per 10IU/L）	0.89 (0.75-1.07)	0.21
Child-Pugh class C	0.11 (0.03-0.40)	< 0.01
コントロール不能の肝癌	0.46 (0.15-1.41)	0.17
低Na血症	0.54 (0.18-1.62)	0.27

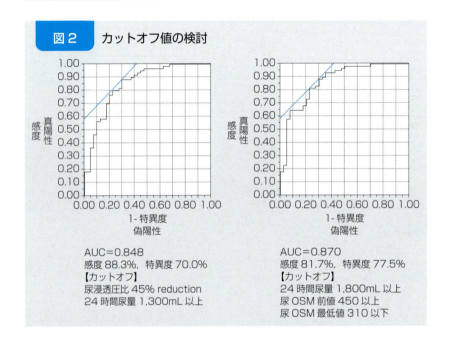

図2 カットオフ値の検討

AUC=0.848
感度88.3%，特異度70.0%
【カットオフ】
尿浸透圧比 45% reduction
24時間尿量 1,300mL以上

AUC=0.870
感度81.7%，特異度77.5%
【カットオフ】
24時間尿量 1,800mL以上
尿OSM前値 450以上
尿OSM最低値 310以下

に影響する因子を多重ロジスティック回帰分析で検討したところ，TLV投与前後の尿浸透圧減少率，24時間尿量，Child-Pugh class Cが独立した有意な効果予測因子として抽出された（表4）。その結果を踏まえ，効果予測因子として適切なカットオフ値をROC曲線で解析すると，投与前後の尿浸透圧比45%以上減少と24時間尿量1,300mL以上が，AUC 0.848，感度88.3%，特異度70.0%と比較的良好な予測因子となり得ることがわかった（図2）。

奏効群と無効群の2群間に分けた比較では，無効群は奏効群に比べて著しく肝機能が悪い症例，進んだ肝細胞癌の症例が含まれていた（表5A）。また血液生化学所見もそれを反映して，無効群は奏効群に比べて黄疸の数値が高い傾向にあり，血清ナトリウム値が有意に低かった（表5B）。両群間の生存期間を比べてみると，奏効群が，無効群に比べて有意に良かったが（図3），これは患者背景の相違をみている可能性が高く，そこに関与する因子別に層別化して追加の検討を行った。Child-Pugh class C，コントロール不能の肝癌，低ナトリウム血症，高度腎障害，それぞれの条件でTLV奏効の有無別で予後を検討したが，いずれの条件下においてもTLV奏効群の予後が良かった（図4）。多変量解析においてもTLVによる腹水の改善が，予後延長に寄与する独立した有意な因子として抽出されており（表6），TLVの効果がたとえ一時的なものであるにせよ，奏効することで予後が改善する可能性が示唆された。

4．結語

TLVは難治性腹水患者に対して6割超の改善効果を有する。その治療効果は一時的なものであるが，少なくとも治療が奏効している間，非侵襲的な内服薬で患者のQOLが維持されており，一定の臨床的な意義があるものと考える。また，TLV

表5

A：患者背景

	奏効群 N = 83		無効群 N = 45		P値
年齢（歳）	71	（64〜79）	70	（64〜76）	0.39
男性	46	（76.7%）	28	（70.0%）	0.37
体重（kg）	62	（55〜68）	56	（49〜62）	0.01
HCV感染	49	（59.0%）	22	（48.9%）	0.35
Child-Pugh class C (N)	32	（38.6%）	34	（75.6%）	< 0.01
肝性胸水 (N)	33	（39.8%）	16	（35.6%）	0.71
コントロール不能の肝癌 (N)	24	（28.9%）	25	（55.6%）	< 0.01

B：血液生化学検査

	奏効群 N = 83		無効群 N = 45		P値
ALB (g/dL)	2.9	（2.6〜3.1）	2.8	（2.5〜3.0）	0.25
ALT (IU/L)	36	（19〜41）	50	（24〜61）	0.03
T.bil (mg/dL)	2.2	（1.4〜2.4）	3.3	（0.9〜4.4）	0.08
Cre (mg/dL)	1.33	（0.88〜1.55）	1.15	（0.86〜1.34）	0.31
eGFR (mL/min/1.73m^2)	51.0	（32.5〜63.1）	50.7	（36.9〜61.5）	0.95
Na (mEq/L)	134	（132〜139）	132	（128〜136）	0.01
血小板（×10^4/μL）	10.8	（6.3〜14.4）	13.1	（7.3〜17.4）	0.06
PT (%)	58	（47〜68）	54	（39〜68）	0.19

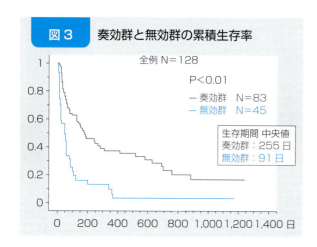

図3　奏効群と無効群の累積生存率

が奏効した症例に関しては，生命予後の改善が期待される．導入に際して入院が必要という敷居の高さもあるが，侵襲的な処置へ移行する前の内服加療の選択肢として，TLVは有用な薬剤であると考える．

II．腹水大量穿刺排液法

腹水の流出が止まるまで腹水排液を行い，同時に循環血漿量保持薬を点滴静注する方法が一般的である．利尿薬による腹水治療と比べて当然のこ

とながら，治療効果が迅速に発現する．また，血管外に存在する余剰水分を除去しているため，肝性脳症，腎障害の発生率が比較的低率である[15]．腹腔内を占拠していた多量の腹水が排液されるため，腹腔内圧，胸腔内圧，右心房圧が著明に低下し，腹部膨満感の改善のみならず，呼吸状態の改善も認めることが多い[16]．また，腹水貯留による腹腔内圧の上昇により圧排されていた下大静脈が除圧されることにより，右心系への静脈灌流が増大し，下肢の浮腫みが改善することも知られている．

1回の排液量は，個々の病態に合わせて慎重に検討すべきである．初回の穿刺排液の場合は，1〜3L程度に留めて，安全性・忍容性を確認することが一般的である．最終的には，AASLDのガイドラインに記載されているように，アルブミン静注下で最大5〜6Lを目標に穿刺排液を行っていることが多いと思われる[5]．当院では，初回の腹水穿刺排液は入院で行っているが，安全性を確認できてからは，週1回アルブミン25% 50mL静注下で，最大6Lまでの穿刺排液を行っている．年間延べ50例超にこのような処置を外来で施行しているが，これまでとくに重篤な合併症は認めていない．

CARTは，穿刺して排液した腹水をバッグに集

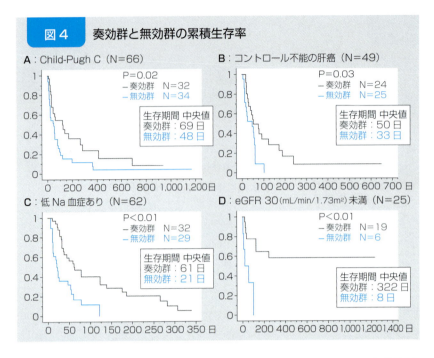

図4 奏効群と無効群の累積生存率
A：Child-Pugh C (N=66)
B：コントロール不能の肝癌 (N=49)
C：低Na血症あり (N=62)
D：eGFR 30 (mL/min/1.73m²) 未満 (N=25)

表6 生存に寄与する因子の検討（多変量解析）

Variable	Hazard ratio (95% CI)	P Value
腹水の改善	0.36 (0.19-0.67)	< 0.01
Stage III以上の肝癌	3.29 (1.98-5.43)	< 0.01
Child-Pugh class C	2.05 (1.22-3.45)	< 0.01
ALT（10IU/L 毎）	1.02 (0.96-1.08)	0.54
BUN（1.0mg/dL 毎）	1.03 (1.02-1.05)	< 0.01
eGFR（10mL/min/1.73m² 毎）	1.16 (1.04-1.29)	< 0.01
低Na血症あり	3.07 (1.86-5.05)	< 0.01

め，濾過機を通して除菌，除細胞した後，濃縮して点滴静注することにより，腹水中のアルブミンを再利用する手技である．アルブミンの需要を節減できるのが大きなメリットであるが，機器のコストが高く，手技がやや煩雑なことが問題である．通常のアルブミン点滴静注と比較して，一過性の血小板減少，フィブリノーゲンの減少，発熱を認めることがあり，その点も注意を要する．また，腹水を濾過して再利用するというメカニズムから，特発性細菌性腹膜炎を呈しているような症例では，腹水中のエンドトキシンが混入する恐れもありCARTには適さない．

アルブミンの点滴静注，CARTによる再灌流，いずれも腹水の大量穿刺排液を安全に行うためのサポート・ツールであるが，腹水の大量穿刺排液そのものが予後を改善するという確たるエビデンスは乏しい．患者のQOLを改善することが主たる目的の治療であり，リスクとベネフィットを良く考えて施行すべきであろう．

III．腹腔静脈シャント

腹膜頸静脈シャントは，逆流防止弁を用いて自動的に腹水を頸静脈に注入する手法である．腹水を静脈内に再灌流するため，当然のことながら腹水の減少を認め，その他腎血流量，尿量の増加が認められる．難治性腹水が存在する症例のなかでも，比較的肝機能が温存されている症例（血清ビリルビン値10mg/dL以下，プロトロンビン時間40％以上，肝性脳症なし，消化管出血なし）に行われることが多いが，それでも高頻度に播種性血管内凝固，腹膜炎，敗血症，心不全などの致死的な合併症が発生する．また，シャントそのものの閉塞も起こりやすい．従来の利尿薬投与や，アル

ブミン静注下での穿刺排液と比較して，そのメリットも報告されているが[17,18]，生存期間および長期予後を改善するものではなく[19,20]，その侵襲性と合併症を考慮すると，適応に関しては慎重にならざるを得ない。

IV. 経頸静脈的肝内門脈短絡路術

TIPSを穿刺排液アルブミン静注と比較して，腹水の再発率が少ない反面，肝性脳症の発症率が有意に高いというデメリットが存在する。その他の合併症，例えば消化管出血，感染症，急性腎障害の発症率は両群間で変わらないと報告されている[21,22]。TIPSが穿刺排液アルブミン静注と比較して予後を改善するかどうかは種々の報告がある。近年のメタアナリシスでは，穿刺排液アルブミン静注と比較して，TIPSの生存率が高いことが報告されており，有害事象のコントロールや技術的な進歩が寄与しているものと思われる[23]。TIPSそのものの技術的な煩雑さと，本邦で保険未収載治療であるため，一部の施設で行われているのが現状である。

まとめ

C型肝炎が駆除される時代となり，本邦における肝硬変の主たる原因が排除できるようになった。一方で，肥満を背景とする非アルコール性脂肪性肝炎からの肝硬変は増加傾向にある。また，C型肝炎ウイルス駆除後の肝硬変の問題も残っている。肝硬変そのものを劇的に改善する薬剤がなく，当面は肝硬変に随伴する症状をしっかりとコントロールする必要性がある。難治性腹水は，進行した肝硬変にみられる症状の一つで，著しく患者のQOLを悪化させる。古くから使用されてきたループ利尿薬，カリウム保持性利尿薬に加えて，新規水利尿薬のTLVをうまく使うことで，積極的に症状の緩和を行い患者のQOL向上に努めたい。

参考文献

1) Witte MH, Witte CL, Dumont AE：Progress in liver disease；physiological factors involved in the causation of cirrhotic ascites. Gastroenterology 61：742-750, 1971
2) Lieberman FL, Ito S, Reynolds TB：Effective plasma volume in cirrhosis with ascites. Evidence that a decreased value does not account for renal sodium retention, a spontaneous reduction in glomerular filtration rate（GFR）, and a fall in GFR during drug-induced diuresis. J Clin Invest 48：975-981, 1969
3) Schrier RW, Arroyo V, Bernardi M, et al：Peripheral arterial vasodilation hypothesis：a proposal for the initiation of renal sodium and water retention in cirrhosis. Hepatology 8：1151-1157, 1988
4) 日本消化器病学会編：肝硬変診療ガイドライン2015（改訂第2版）．南江堂，2015
5) Runyon BA；AASLD：Introduction to the revised American Association for the Study of Liver Diseases Practice Guideline management of adult patients with ascites due to cirrhosis 2012. Hepatology 57：1651-1653, 2013
6) Jentzer JC, DeWald TA, Hernandez AF：Combination of loop diuretics with thiazide-type diuretics in heart failure. J Am Coll Cardiol 56：1527-1534, 2010
7) Gassanov N, Semmo N, Semmo M, et al：vasopressin（AVP）and treatment with arginine vasopressin receptor antagonists（vaptans）in congestive heart failure, liver cirrhosis and syndrome of inappropriate antidiuretic hormone secretion（SIADH）. Eur J Clin Pharmacol 67：333-346, 2011
8) Decaux G, Soupart A, Vassart G：Non-peptide arginine-vasopressin antagonists：the vaptans. Lancet 371：1624-1632, 2008
9) Yi JH, Shin HJ, Kim HJ：V2 receptor antagonist；tolvaptan. Electrolyte Blood Press 9：50-54, 2011
10) European Association for the Study of the Liver：EASL clinical practice guidelines on the management of ascites, spontaneous bacterial peritonitis, and hepatorenal syndrome in cirrhosis. J Hepatol 53：397-417, 2010
11) Sakaida I, Kawazoe S, Kajimura K, et al：Tolvaptan for improvement of hepatic edema：A phase 3, multicenter, randomized, double-blind, placebo-controlled trial. Hepatol Res 44：73-82, 2014
12) Sakaida I, Yamashita S, Kobayashi T, et al：Efficacy and safety of a 14-day administration of tolvaptan in the treatment of patients with ascites in hepatic oedema. J Int Med Res 41：835-847,

13) Ohki T, Sato K, Yamada T, et al : Efficacy of tolvaptan in patients with refractory ascites in a clinical setting. World J Hepatol 7 : 1685-1693, 2015
14) Yamada T, Ohki T, Hayata Y, et al : Potential Effectiveness of Tolvaptan to Improve Ascites Unresponsive to Standard Diuretics and Overall Survival in Patients with Decompensated Liver Cirrhosis. Clin Drug Investig 36 : 829-835, 2016
15) Ginés P, Arroyo V, Quintero E, et al : Comparison of paracentesis and diuretics in the treatment of cirrhotics with tense ascites. Results of a randomized study. Gastroenterology 93 : 234-241, 1987
16) Pozzi M, Osculati G, Boari G, et al : Time course of circulatory and humoral effects of rapid total paracentesis in cirrhotic patients with tense, refractory ascites. Gastroenterology 106 : 709-719, 1994
17) Stanley MM, Ochi S, Lee KK, et al : Peritoneovenous shunting as compared with medical treatment in patients with alcoholic cirrhosis and massive ascites. Veterans Administration Cooperative Study on Treatment of Alcoholic Cirrhosis with Ascites. N Engl J Med 321 : 1632-1638, 1989
18) Ginés P, Arroyo V, Vargas V, et al : Paracentesis with intravenous infusion of albumin as compared with peritoneovenous shunting in cirrhosis with refractory ascites. N Engl J Med 325 : 829-835, 1991
19) Ginés A, Planas R, Angeli P, et al : Treatment of patients with cirrhosis and refractory ascites using LeVeen shunt with titanium tip : comparison with therapeutic paracentesis. Hepatology 22 : 124-131, 1995
20) Zervos EE, McCormick J, Goode SE, et al : Peritoneovenous shunts in patients with intractable ascites : palliation at what price? Am Surg 63 : 157-162, 1997
21) Saab S, Nieto JM, Lewis SK, et al : TIPS versus paracentesis for cirrhotic patients with refractory ascites. Cochrane Database Syst Rev : CD004889, 2006
22) Salerno F, Cammà C, Enea M, et al : Transjugular intrahepatic portosystemic shunt for refractory ascites : a meta-analysis of individual patient data. Gastroenterology 133 : 825-834, 2007
23) Bai M, Qi XS, Yang ZP, et al : TIPS improves liver transplantation-free survival in cirrhotic patients with refractory ascites : an updated meta-analysis. World J Gastroenterol. 20 : 2704-2714, 2014

特集　肝疾患診療：残されたそして新たな課題

8. 肝硬変に対する抗線維化治療薬

西川　晃司, 木村　公則
東京都立駒込病院肝臓内科*

要旨　肝臓の線維化の進展は肝機能低下，門脈圧亢進を招く。その結果さまざまな合併症を伴い，生命予後は著しく悪化する。現在の治療では一度線維化が進行し臓器機能が低下してしまうとその機能を回復することは難しい。抗線維化治療の目標は線維化を改善し，臓器機能を回復することである。近年，抗線維化の原因，メカニズムが明らかになり始め，さまざまな治療薬の開発が世界中で行われている。本稿では肝線維化に対する抗線維化治療薬について最近のトレンドを概説する。

Key Words　肝硬変，抗線維化，PRI-724

はじめに

組織の線維化は，炎症や虚血，外傷などによる慢性的な組織障害とその修復の連続した過程からなる。組織障害とその修復過程は組織のホメオスタシスの維持に重要であるが，炎症の持続は線維形成と線溶系とのバランスを崩し，組織の線維化を進行させる。線維化が進展するとその臓器機能は低下し，さらには臓器不全に至る。そのため組織の線維化は肝臓を含めたあらゆる臓器で問題となっている。近年，抗線維化治療薬の開発は非常に注目を浴びており，心臓，肺，肝臓，腎臓など種々の臓器で基礎研究，臨床試験が行われている。本稿では肝臓に焦点を置き，肝線維化のメカニズムおよび現在の抗線維化療法に関して概説する。

I. 肝線維化の問題点

肝線維化が進行すると最終的に，肝硬変に至る。その結果，肝細胞の機能低下や門脈圧亢進を招き，腹水貯留，食道静脈瘤，肝性脳症，肝腎症候群，耐糖能異常，肝細胞癌などさまざまな合併症が生じる。代償性肝硬変患者は健常人と比較し，死亡リスクが4.7倍, 非代償性肝硬変患者は9.7倍に上昇すると報告されている[1]。肝硬変の生命予後に関しては，Child-Pugh 分類 A の1年生存率が95%であるのに対し，Child-Pugh 分類 C の1年生存率は45%（図1）と報告されている[2]。肝線維化は進行すればするほど予後が悪くなる。

肝硬変の原因はC型肝炎ウイルス（HCV）感染が最も多く，その他にアルコールの過剰摂取，B型肝炎ウイルス（HBV）感染，自己免疫性肝疾患，非アルコール性脂肪肝炎（NASH）などがあげられる。現在，HCV 感染は直接作用型抗ウイルス薬（DAAs）の発展により非常に高いウイルス排除率が得られるようになり，HBV 感染は核酸アナログ製剤によるウイルス増殖の抑制が可能となった。抗ウイルス治療の発展により肝炎ウイルス感染を原因とした肝臓の炎症とそれに伴う線維化の予

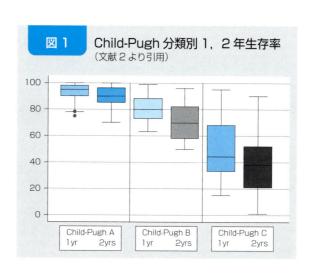

図1　Child-Pugh 分類別 1, 2年生存率
（文献2より引用）

Anti-fibrosis therapeutic agents for liver cirrhosis
Koji Nishikawa and Kiminori Kimura
Division of Hepatology, Tokyo Metropolitan Komagome Hospital
key words : Liver cirrhosis, anti-fibrosis drugs, PRI-724

＊文京区本駒込 3-18-22（03-3823-2101）〒113-8677

防，改善が望めるようになった。HCV排除により線維化が改善すると報告されている[3]が，抗ウイルス薬は線維化に対する直接的な作用をもつ薬剤ではないため，その抗線維化効果は限定的なものと考えられる。また自己免疫性肝炎や原発性胆汁性胆管炎などウイルス肝炎以外の慢性肝疾患においてもしばしば肝硬変が問題となる。したがって肝線維化に対する直接的作用をもつ抗線維化治療薬の出現が待望されている。

II．肝線維化のメカニズム

肝線維化には活性化した肝星細胞が重要な役割を担っていることが近年の研究から明らかになってきている。非活性型いわゆる静止型肝星細胞はディッセ腔に存在し，主にビタミンAの貯蔵を行っているが，活性化すると筋線維芽細胞の性格を獲得しコラーゲンなどの細胞外マトリックスを産生し線維化を促進する。

肝炎ウイルス感染，アルコール，脂肪沈着，自己免疫の破綻などによる炎症によって肝細胞，肝類洞内皮細胞が傷害される。肝細胞が障害されることによって damage-associated molecular patterns（DAMPs）や活性酸素（ROS）が細胞外へ放出され，類洞内皮細胞の障害によってリンパ球，クッパー細胞，好中球などの炎症性細胞が動員される。動員された炎症性細胞はDAMPsやROSなどの刺激により活性化し tumor necrosis factor（TNF）-α，IL-1β，monocyte chemoattractant protein（MCP）-1, transforming growth factor（TGF）-β，platelet derived growth factor（PDGF），C-C chemokine ligand（CCL）5といった炎症誘発因子を分泌する。DAMPs，ROS，炎症誘発因子により肝星細胞は静止型から活性型となり，mitogen-activated protein kinase（MAPK）シグナルなどのさまざまな経路を介して増殖能を獲得し，α-smooth muscle actin（SMA）陽性を示す筋線維芽細胞へと形質転換する。そしてコラーゲン，フィブロネクチン，エラスチン，ラミニン，ヒアルロン酸，プロテオグリカンなど多くの細胞外マトリックスを産生する。炎症が収束すると，活性型肝星細胞は非活性型肝星細胞への逆戻りやアポトーシスを起こす。活性型肝星細胞が減ることによりtissue inhibitor of metalloproteinase（TIMP）の活性が下がり線維線溶効果のある matrix metalloprotein-ase（MMP）の活性が上がるため，細胞外マトリックスが線溶され元の組織へと回復する。肝星細胞の活性化は障害を受けた肝組織の修復に非常に重要であるが，慢性炎症は肝星細胞の活性化を持続させ，TIMP-MMP不均衡を招く[4]。その結果，線維線溶が阻害され，分泌された細胞外マトリックスが沈着／集積し線維化が完成する[5,6]（図2）。

III．肝硬変に対する抗線維化治療薬

前項の通り肝線維化には肝星細胞が深く関与しており，肝星細胞の制御が抗線維化治療の標的である。抗線維化治療薬は，①低分子化合物，②抗体，③リポソームを用いた複合体の三つに大きく分類される。本項ではこれらの作用機序および臨床試験結果を示す（表1）。

1．低分子化合物

1）Peroxisome proliferator-activated receptor（PPAR）γ agonist

PPARγはリガンドと結合することで転写因子として働き，主に脂質や糖代謝に関連する核内受容体である。PPARγは肝星細胞に発現しており，活性型肝星細胞ではPPARγの発現が低下する。PPARγ agonist投与により肝星細胞の増殖および細胞外マトリックス産生能が抑制される[7,8]。作用機序としては依然不明な点も多いが，ケモカイン産生低下[7]や血管新生阻害作用[9]によって肝星細胞の活性化を抑制すると報告されている。NASH患者を対象とした臨床試験ではPPARγのagonistであるpioglitazone投与による肝脂肪化と小葉の炎症の改善が認められたが，肝線維化の有意な改善は認められなかった[10]。

2）Farnesoid X receptor（FXR）agonist

FXRは胆汁代謝に関連した核内受容体である。PPARγと同様に肝星細胞に発現しており，肝星細胞の活性化に対して抑制的に働く。FXR agonistはNF-κBの活性を抑制することが報告され[11]，チオアセトアミド誘発肝線維化ラットモデルでは，その抗線維化効果が認められている[12]。NASH患者を対象とした第Ⅱ相試験ではFXR agonistであるオベチコール酸投与によるNAFLD activityの改善や抗線維化効果が認められている[13]。

3）Angiotensin Ⅱ receptor blocker（ARB）

アンギオテンシンⅡは血圧上昇作用のあるペプ

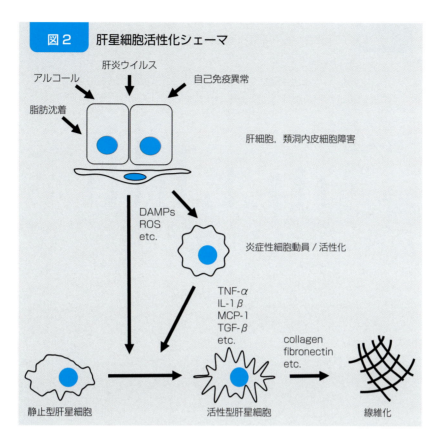

図2 肝星細胞活性化シェーマ

表1 肝抗線維化治療薬一覧

種類	治療標的	治療薬	臨床試験
低分子化合物	PPARγ	PPARγ agonist - pioglitazone	phase Ⅱ
	FXR	FXR agonist - obeticholic acid	phase Ⅱ
	AT1R	AT1R blocker - candesaltan	phase Ⅱ
	Galectin-3	Galectine-3 antagonist - GR-MD-02	on going
	β-catenin	CBP/β-catenin inhibitor - PRI-724	phase Ⅰ
	ASK1	ASK1 inhibitor - selonsertib	phase Ⅱ
	CCR2 and CCR5	CCR2-CCR5 inhibitor - cenicriviroc	phase Ⅰ
	caspase	Pan-caspase inhibitor - emricasan	phase Ⅱ
抗体	LOXL2	LOXL2 monoclonal antibody - simtuzumab	phase Ⅱ
複合体	HSP47	vitamin-A-coupled lipid nanoparticle containing siRNA against HSP47 - ND-L02-s0201	phase Ⅰ

チドとして知られている。肝星細胞にはアンギオテンシンⅡ type Ⅰ（AT1）受容体が発現しており，AT1受容体を介したJAK2経路によって肝星細胞が活性化する。JAK2を阻害することで肝星細胞の活性化が抑制され，AT1受容体ノックアウトマウスを用いた四塩化炭素投与肝線維化マウスモデルで肝線維化抑制効果が報告されている[14]。アルコール性肝硬変を対象とした臨床試験ではARBであるカンデサルタン内服による肝線維化の改善が報告されている[15]。一方，ARBでの抗線維化効果は認められないという報告もあり，実臨床においてその抗線維化効果に一定のコンセンサスは得られていない。

4）Galectin-3 inhibitor

Galectin-3はレクチンファミリーの一つである糖結合タンパク質であり，TGF-β経路を介して肝

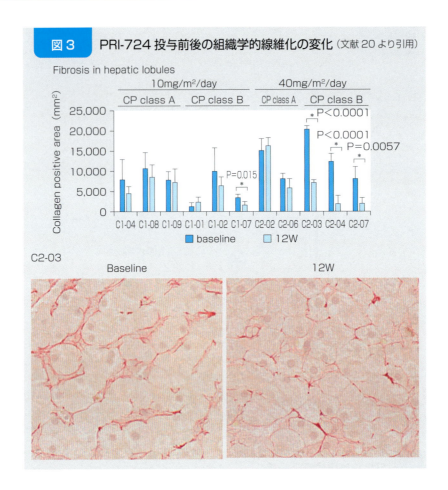

図3 PRI-724投与前後の組織学的線維化の変化（文献20より引用）

星細胞を活性化する。Galectin-3をノックダウンすると肝星細胞の活性化が抑制され，肝線維化の抑制効果が認められている[16]。ガレクチン阻害薬であるGR-MD-02の臨床試験が現在進行中である。

5） β-catenin inhibitor

β-cateninは細胞質内分子で上流のWntシグナルによって核内へ移動し転写因子として働く。β-cateninは肝星細胞の活性化に関連しており，線維化した肝組織の肝星細胞に強く発現する[17]。β-catenin阻害薬であるPRI-724はCREB binding protein（CBP）とβ-cateninの結合を阻害することにより細胞増殖を抑制し，相対的にp300とβ-cateninの結合を増加させ分化を誘導する作用をもつ。われわれは四塩化炭素誘導および胆管結紮誘導肝線維化マウス，HCVトランスジェニックマウスを用いてPRI-724投与による抗線維化効果を報告した[18,19]。筆者らはPRI-724の第Ⅰ相試験を行い，PRI-724のヒトへの投与の安全性と一部の被験者に組織学的線維化の改善が認められたことを報告した（図3）[20]。現在，第Ⅱ相試験を計画中である。

6） Apoptosis signal-regulating kinase（ASK）1 inhibitor

ASK1はセリン／スレオニンキナーゼの一つであり，酸化ストレスにより活性化されp38やJNKを介し線維芽細胞を活性化する。ASK1阻害薬であるselonsertibはNASHモデルマウスにおいて肝脂肪化，炎症，線維化の改善効果があると，欧州肝臓学会国際肝臓会議で報告されている。NASHに起因する肝線維化患者を対象とした第Ⅱ相試験ではsimtuzumab単独群よりもselonsertib治療群で抗線維化効果がみられた[21]。現在第Ⅲ相試験が進行中である。

7） CCR2 and CCR5 antagonist

C-C chemokine receptor（CCR）2および5は肝星細胞，単球，クッパー細胞に発現しており炎症性細胞の動員に関与する。炎症によりCCL2などのケモカインによりこれら受容体が刺激され炎症性細胞の動員が増加する。その結果肝臓では，肝星細胞が活性化し線維化が亢進する。CCR2および5の阻害剤であるcenicrivirocは，複数の肝線維化マウスモデルで抗線維化効果が認められている[22]。現在cenicrivirocの第Ⅱ相試験が進行している。

8) Pan-caspase inhibitor

肝細胞のアポトーシスは肝星細胞を活性化に関与し，肝線維化促進因子の一つであることが知られている。アポトーシスを阻害するカスパーゼ阻害薬 emricasan は胆管結紮モデルマウスや NASH モデルマウスで炎症と線維化を抑制することが報告されている[23,24]。臨床的には短期投与による肝酵素改善が示されており[25]，現在長期投与による臨床試験が進行中である。

2. 抗体

1) Simtuzumab

Lysyl oxidase homolog 2（LOXL2）は細胞外マトリックス修飾酵素であり，TGF-β 経路を介して筋線維芽細胞を活性化する。Simtuzumab は LOXL2 特異的ヒト IgG4 モノクローナル抗体であり，四塩化炭素投与肝線維化マウスモデルでその抗線維化効果が示されている[26]。しかし NASH による肝硬変患者を対象とした第 II 相試験ではプラセボ群に対して有意な抗線維化効果は認められなかったことが 2017 年の欧州肝臓学会国際肝臓会議で報告された。

3. 複合体

1) HSP47 siRNA

Heat shock protein（HSP）47 は小胞体に局在するコラーゲン結合糖タンパク質であり，コラーゲンの成熟や分泌に関与する。HSP47 の働きが阻害されると小胞体内にコラーゲンが集積し活性型肝星細胞がアポトーシスを起こす。活性型肝星細胞の減少とコラーゲンの分泌低下による抗線維化効果が期待されている[27]。活性型肝星細胞へ取り込まれる HSP47 siRNA 含有ビタミン A 修飾リポソーム製剤が開発され，現在第 II 相試験が進行している。

おわりに

以上，本稿では肝星細胞に注目し肝線維化のメカニズム，肝臓に対する抗線維化治療について述べた。Hedgehog signaling antagonist や integrin antagonist など本稿では取り上げなかった治療薬も多数開発されている。また，自己骨髄細胞の投与による抗線維化療法といった再生医療によるアプローチも試みられている。今後のさらなる研究結果の蓄積により抗線維化治療が可能となる時代が到来することを期待する。

参考文献

1) Fleming KM, Aithal GP, Card TR, et al : All-cause mortality in people with cirrhosis compared with the general population : a population-based cohort study. Liver Int 32 : 79-84, 2012
2) D'Amico G, Garcia-Tsao G, Pagliaro L : Natural history and prognostic indicators of survival in cirrhosis : a systematic review of 118 studies. J Hepatol 44 : 217-231, 2006
3) Shiratori Y, Imazeki F, Moriyama M, et al : Histologic improvement of fibrosis in patients with hepatitis C who have sustained response to interferon therapy. Ann Intern Med 132 : 517-524, 2000
4) Hemmann S, Graf J, Roderfeld M, et al : Expression of MMPs and TIMPs in liver fibrosis - a systematic review with special emphasis on antifibrotic strategies. J Hepatol 46 : 955-975, 2007
5) Bataller R, Brenner DA : Liver fibrosis. J Clin Invest 115 : 209-218, 2005
6) Trautwein C, Friedman SL, Schuppan D, et al : Hepatic fibrosis : Concept to treatment. J Hepatol 62 : S15-24, 2015
7) Marra F, Efsen E, Romanelli RG, et al : Ligands of peroxisome proliferator-activated receptor γ modulate profibrogenic and proinflammatory actions in hepatic stellate cells. Gastroenterology 119 : 466-478, 2000
8) Hazra S, Xiong S, Wang J, et al : Peroxisome proliferator-activated receptor gamma induces a phenotypic switch from activated to quiescent hepatic stellate cells. J Biol Chem 279 : 11392-11401, 2004
9) Zhang F, Kong D, Chen L, et al : Peroxisome proliferator-activated receptor-γ interrupts angiogenic signal transduction by transrepression of platelet-derived growth factor-β receptor in hepatic stellate cells. J Cell Sci 127 : 305-314, 2014
10) Sanyal AJ, Chalasani N, Kowdley KV, et al : Pioglitazone, vitamin E, or placebo for nonalcoholic steatohepatitis. N Engl J Med 362 : 1675-1685, 2010
11) Wang YD, Chen WD, Wang M, et al : Farnesoid X receptor antagonizes nuclear factor kappaB in hepatic inflammatory response. Hepatology 48 : 1632-1643, 2008
12) Verbeke L, Mannaerts I, Schierwagen R, et al : FXR agonist obeticholic acid reduces hepatic in-

flammation and fibrosis in a rat model of toxic cirrhosis. Sci Rep 6 : 33453, 2016
13) Neuschwander-Tetri BA, Loomba R, Sanyal AJ, et al : Farnesoid X nuclear receptor ligand obeticholic acid for non-cirrhotic, non-alcoholic steatohepatitis (FLINT) : a multicentre, randomised, placebo-controlled trial. Lancet 385 : 956-965, 2015
14) Granzow M, Schierwagen R, Klein S, et al : Angiotensin-II type 1 receptor-mediated Janus kinase 2 activation induces liver fibrosis. Hepatology 60 : 334-348, 2014
15) Kim MY, Cho MY, Baik SK, et al : Beneficial effects of candesartan, an angiotensin-blocking agent, on compensated alcoholic liver fibrosis - a randomized open-label controlled study. Liver Int 32 : 977-987, 2012
16) Henderson NC, Mackinnon AC, Farnworth SL, et al : Galectin-3 regulates myofibroblast activation and hepatic fibrosis. Proc Natl Acad Sci U S A 103 : 5060-5065, 2006
17) Ge WS, Wang YJ, Wu JX, et al : β-catenin is overexpressed in hepatic fibrosis and blockage of Wnt/β-catenin signaling inhibits hepatic stellate cell activation. Mol Med Rep 9 : 2145-2151, 2014
18) Osawa Y, Oboki K, Imamura J, et al : Inhibition of Cyclic Adenosine Monophosphate (cAMP)-response Element-binding Protein (CREB)-binding Protein (CBP)/β-Catenin Reduces Liver Fibrosis in Mice. EBioMedicine 2 : 1751-1758, 2015
19) Tokunaga Y, Osawa Y, Ohtsuki T, et al : Selective inhibitor of Wnt/β-catenin/CBP signaling ameliorates hepatitis C virus-induced liver fibrosis in mouse model. Sci Rep 7 : 325, 2017
20) Kimura K, Ikoma A, Shibakawa M, et al : Safety, Tolerability, and Preliminary Efficacy of the Anti-Fibrotic Small Molecule PRI-724, a CBP/β-Catenin Inhibitor, in Patients with Hepatitis C Virus-related Cirrhosis : A Single-Center, Open-Label, Dose Escalation Phase 1 Trial. EBioMedicine 23 : 79-87, 2017
21) Loomba R, Lawitz E, Mantry PS, et al : The ASK1 inhibitor selonsertib in patients with non-alcoholic steatohepatitis : A randomized, phase 2 trial. Hepatology 2017 [Epub ahead of print]
22) Lefebvre E, Moyle G, Reshef R, et al : Antifibrotic Effects of the Dual CCR2/CCR5 Antagonist Cenicriviroc in Animal Models of Liver and Kidney Fibrosis. PLoS One 11 : e0158156, 2016
23) Canbay A, Feldstein A, Baskin-Bey E, et al : The caspase inhibitor IDN-6556 attenuates hepatic injury and fibrosis in the bile duct ligated mouse. J Pharmacol Exp Ther 308 : 1191-1196, 2004
24) Barreyro FJ, Holod S, Finocchietto PV, et al : The pan-caspase inhibitor Emricasan (IDN-6556) decreases liver injury and fibrosis in a murine model of non-alcoholic steatohepatitis. Liver Int 35 : 953-966, 2015
25) Pockros PJ, Schiff ER, Shiffman ML, et al : Oral IDN-6556, an antiapoptotic caspase inhibitor, may lower aminotransferase activity in patients with chronic hepatitis C. Hepatology 46 : 324-329, 2007
26) Barry-Hamilton V, Spangler R, Marshall D, et al : Allosteric inhibition of lysyl oxidase-like-2 impedes the development of a pathologic microenvironment. Nat Med 16 : 1009-1017, 2010
27) Kawasaki K, Ushioda R, Ito S, et al : Deletion of the collagen-specific molecular chaperone Hsp47 causes endoplasmic reticulum stress-mediated apoptosis of hepatic stellate cells. J Biol Chem 290 : 3639-3646, 2015

特集 肝疾患診療：残されたそして新たな課題

9. NASHの薬物治療の最近動向

徳重　克年
東京女子医科大学消化器内科*

要旨

近年，わが国ではNASHが増加している。NASHの治療は，生活習慣改善に伴う減量が基本である。しかし生活習慣の改善は，達成・維持が難しく，NASHに対する薬物療法の開発・確立が望まれる。ビタミンEや糖尿病治療薬であるチアゾリジン誘導体などの有効性を示す報告はあるが，その効果は十分でない。GLP-1受容体作動薬，SGLT2阻害剤などの抗糖尿病薬，肝臓特異的な薬剤としてFXR agonist，ASK1 inhibitor，CCR2/5 antagonist，PPAR α/δ agonistなどの薬剤の治験が進行中である。今後の成果が期待される。

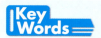非アルコール脂肪肝炎，薬物療法

はじめに

近年，わが国をはじめとする先進国ではメタボリック症候群の患者数の増加に伴い，メタボリック症候群の肝臓における表現型とされる非アルコール性脂肪性肝疾患（nonalcoholic fatty liver disease：NAFLD）が急増している。NAFLDの多くは内臓脂肪蓄積とそれに伴うインスリン抵抗性が病態進展に関与しており，治療については減量が基本である。ビタミンEや糖尿病治療薬であるチアゾリジン誘導体などの有効性を示す報告[1,2]はあるが，その効果は十分でなく，またわが国では保険適応の薬剤がないのが現状である。現在欧米を中心に，種々の治療薬の治験が行われている。この稿では，現在注目されているNASH（nonalcoholic steatohepatitis）に対する薬剤を概略する。

I. 抗糖尿病薬

チアゾリジン誘導体がPIVENS試験でほぼビタミンEと同様な治療効果が報告されているが，チアゾリジン誘導体は体重増加や浮腫・心不全を認め，必ずしも使用しやすい薬剤ではなかった。一方，LEAN試験で，GLP-1受容体作動薬（glucagon-like peptide-1 receptor）の効果が報告されている[3]。体重減少および糖代謝の改善だけでなく，NASH肝組織の改善も認められた。注射剤である難点はあるが，今後非常に期待される薬剤である。

さらに，SGLT2（sodium glucose transporter）阻害剤も，体重減少・糖代謝改善・肝機能の改善が報告されており，今後大規模ダブルブラインドでの肝組織の改善効果に関する検証が期待される[4]。

II. 海外での治験進行状況

海外では，いくつかのNASH治療薬のPhase IIおよびIIIトライアルが進行中である。筆者が知り得たものを表1に列挙した。このうち，いくつかは現在および今後国内でも検討がなされている。

1. FXR（farnesoid X receptor）agonist

FXRは核内受容体の一つで，リガンドとcoactivatorの存在下にretinoid X receptor（RXR）とヘテロダイマーを形成，あるいはモノマーとして，標的遺伝子のプロモーター領域に存在するFXR response elementに結合し，標的遺伝子の転写を制御する。主に肝・小腸・腎・脂肪組織で発現し，胆汁酸・脂質・糖質のホメオスタシスに関与するさまざまな遺伝子の発現を調整する。この核内受容体は，当初，ステロイド生合成経路の中間体であるfarnesolによりわずかに活性化されたことから，farnesoid X receptorと命名された。主たる内因性リガンドは胆汁酸であることが明らかと

Current and upcoming pharmacotherapy for NASH
Katsutoshi Tokushige
Department of Internal Medicine and Gastroenterology, Tokyo Women's Medical University
key words：NASH, pharmacotherapy

*新宿区河田町8-1（03-3353-8111）〒162-8666

表1 治験が行われている主なNASH治療薬
(文献7, 9, 11, 13より引用改変)

Drug	Mechanism of Action	文献	Trial名
Elafibranor	PPAR α/δ agonist	13	・RESOLVE-IT
obeticholic acid	FXR agonist	7	・REGENERATE
Selonsertib	ASK1 inhibitor	9	・STELLAR 3 ・STELLAR 4
Cenicriviroc	CCR2/5 antagonist	11	・AURORA

なった。具体的にはケノデオキシコール酸(chenodeoxycholic acid：CDCA)・コール酸（CA）・デオキシコール酸（DCA）・リトコール酸（LCA）などの胆汁酸が100μmオーダーまでの生理的濃度でFXRを活性化することが報告された[5,6]。FXRは胆汁酸のなかでもとくにCDCAと高い親和性を有している。

Neuschwander-Tetriらにより多施設, ダブルブラインド placebo-controlled RCT である FLINT試験が行われた[7]。この試験はNASH患者283人をプラセボ投与群とFXR agonistであるobeticholic acid（OCA）投与群に分け, 72週間治療を行った。NASHの診断は, 肝生検を行い, NAS(NAFLD activity score)が4点以上とした。また, NASH改善の判定基準は線維化進行を伴わないNAS 2点以上の低下とした。OCA投与群はプラセボ投与群と比較してOCA投与中はALT・γGTP・ALPの低下, 平均2kgの体重低下を認めた。また, 治療前後で肝組織所見を比較し得たプラセボ投与群109人とOCA投与群110人の比較では, OCA投与群で有意に線維化や炎症所見の改善を認めた。副作用としてはOCA投与群で141人中33人(23%), プラセボ投与群で142人中9人（6%）に痒みを認め, とくに日本人では痒みが強いとされる。この薬剤については, randomized global phase III study（REGENERATE試験）が海外で現在進行中である。

2. ASK1 (apoptosis signal-regulating kinase 1) inhibitor

ASK1 inhibitor(selonsertib)は, ASK1の阻害剤で, アポトーシスを阻害することで効果を発揮する。マウスのNASHモデルにおいて線維化・炎症の改善を認めた薬剤である[8]。Loombaら[9]の報告では, PhaseIIとしてstage 2〜3の72名のNASH患者にsimtuzumab併用のもとselonsertibを24週投与した。その結果, selonsertib 18mg投与群では30例中13例（43%）, selonsertib 6mg投与群では27例中8例（30%）に肝線維化のstageが1段階以上改善し, 副作用はとくに有意差はなかったと報告されている。とくに肝線維化改善作用が注目されているが, アポトーシス阻害に伴う発癌に及ぼす影響に関しても注目される。

3. CCR2/5 antagonist

Cenicriviroc（CVC）は, C-C motif chemokine receptor type 2 and 5 （CCR2/5）の拮抗剤である。マウスモデルで, ケモカインを抑制することで抗炎症および抗線維化作用を発揮することが報告されている[10]。Friedmanら[11]が, PhaseIIbトライアルの結果を報告している。NASH 289例に, プラセボとCVC 150mgを1年ダブルブラインドで投与した。NASとstetaohepatitisの改善はプラセボ投与群との有意差はなかったが, 線維化の改善が20%に有意に認められた（プラセボ投与群は10%, P=0.02）として期待されている。

4. PPAR (peroxisome proliferator-activated receptor) α/δ agonist

PPARは細胞内代謝のホメオスタシスにかかわる重要な核内受容体である。PPAR δ agonistは, すでにNASHの組織学的改善効果が示されている。PPAR αは脂質代謝, β酸化に関与する[12]。PPAR α/δ agonistであるelafibranorを1年間, NASH 184名に投与したデータをRatziuら[13]が報告している。その結果, 肝機能・脂質系・糖代謝の改善を認め, 肝組織の検討では, 肝線維化の悪化は認めず, NASHに特徴的な組織学的変化に改善が認められた。

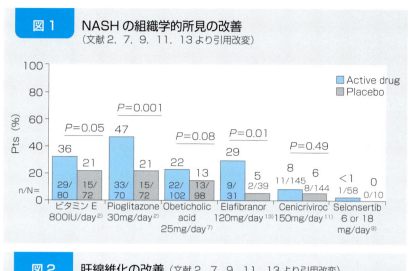

図1 NASHの組織学的所見の改善 (文献2, 7, 9, 11, 13より引用改変)

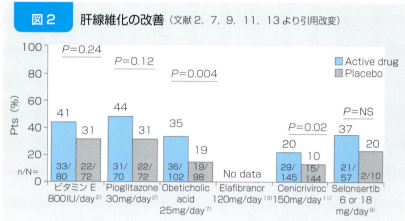

図2 肝線維化の改善 (文献2, 7, 9, 11, 13より引用改変)

Ⅲ. 各薬剤の治験結果の比較

Sanyalら[2]、Neuschwander-Tetriら[7]、Loombaら[9]、Friedmanら[11]、Ratziuら[13]を参考にして、投与期間・患者条件などそれぞれ異なるトライアルであるが、肝生検投与前後の変化をグラフ化した。図1は、風船様変性・脂肪沈着・炎症所見などNASH組織学的所見の改善割合を比較した図である。結果、ビタミンE, pioglitazone, CVC (CCR2/5 antagonist) で有意に改善効果が認められた。

図2は、投与前後の肝臓の線維化stageの改善効果を比較した。その結果, obeticholic acid (FXR agonist) とCVCが有意に改善効果が得られた。今後さらに長期に及ぶNASH特徴的所見および線維化改善効果の確認、最終的には生命予後に関しての検討が望まれる。

その他、FGF (fibroblast growth factor) -21, aramchol, emricasanなども今後治験が進むと考えられている。

しかし、NASH治験の問題点として、HCV (C型肝炎ウイルス) のようにウイルスが消失したなどのような明確な効果が判定基準にないことが最大の問題点である。ALTなどの肝機能は、NASH肝病変の進行と一致しないことは知られている[14]。したがって、複数回の肝生検を行わなければならず患者に負担を強いる現状がある。さらに最近の報告では、肝線維化のstageが唯一生命予後にかかわる因子とされる[15]。しかし肝線維化の改善は、通常1～2年では期待できにくく、線維化の改善を確認するために数年にわたって治験を継続し、評価する必要がある。さらにコントロール群でも、減量すると改善例もあり、NASH治療薬の評価の困難さが理解される。しかし、NASHは今後増加することは必須であり、生活習慣の改善だけではコントロールが難しく薬物療法の正しい評価と確立が望まれる。

参考文献

1) 日本消化器病学会編：NAFLD/NASH 診療ガイドライン2014. 南江堂, 2014

2) Sanyal AJ, Chalasani N, Kowdley KV, et al：Pioglitazone, vitamin E, or placebo for nonalcoholic steatohepatitis. N Engl J Med 362：1675-1685, 2010

3) Armstrong MJ, Gaunt P, Aithal GP, et al：Liraglutide safety and efficacy in patients with non-alcoholic steatohepatitis (LEAN)：a multicentre, double-blind, randomised, placebo-controlled phase 2 study. Lancet 387：679-690, 2016

4) Sumida Y, Seko Y, Yoneda M, et al：Novel antidiabetic medications for non-alcoholic fatty liver disease with type 2 diabetes mellitus. Hepatol Res 47：266-280, 2017

5) Makishima M, Okamoto AY, Repa JJ, et al：Identification of a nuclear receptor for bile acids. Science 284：1362-1365, 1999

6) Wang H, Chen J, Hollister K, et al：Endogeneous bile acids are ligands for the nuclear receptor FXR/BAR. Mol Cell 3：543-553,1999

7) Neuschwander-Tetri BA, Loomba R, Sanyal AJ, et al：Farnesoid X nuclear receptor ligand obeticholic acid for non-cirrhotic, non-alcoholic steatohepatitis (FLINT)：a multicentre, randomised, placebo-controlled trial. Lancet 385：956-965, 2015

8) Karnik S, Charlton MR, Li L, et al：Efficacy of an ASK1 Inhibitor to Reduce Fibrosis and Steatosis in a Murine Model of NASH is Associated with Normalization of Lipids and Hepatic Gene Expression and a Reduction in Serum Biomarkers of Inflammation and Fibrosis：1359. Hepatology 62：877A, 2015

9) Loomba R, Lawitz E, Mantry PS, et al：The ASK1 inhibitor selonsertib in patients with nonalcoholic steatohepatitis：A randomized, phase 2 trial. Hepatology 2017 [Epub ahead of print]

10) Lefebvre E, Moyle G, Reshef R, et al：Antifibrotic Effects of the Dual CCR2/CCR5 Antagonist Cenicriviroc in Animal Models of Liver and Kidney Fibrosis. PLoS One 11：e0158156, 2016

11) Friedman SL, Ratziu V, Harrison SA, et al：A randomized, placebo-controlled trial of cenicriviroc for treatment of nonalcoholic steatohepatitis with fibrosis. Hepatology 67：1754-1767, 2018

12) Belfort R, Harrison SA, Brown K, et al：A placebo-controlled trial of pioglitazone in subjects with nonalcoholic steatohepatitis. N Engl J Med 355：2297-2307, 2006

13) Ratziu V, Harrison SA, Francque S, et al：Elafibranor, an Agonist of the Peroxisome Proliferator-Activated Receptor-α and -δ, Induces Resolution of Nonalcoholic Steatohepatitis Without Fibrosis Worsening. Gastroenterology 150：1147-1159, 2016

14) Fracanzani AL, Valenti L, Bugianesi E, et al：Risk of severe liver disease in nonalcoholic fatty liver disease with normal aminotransferase levels：a role for insulin resistance and diabetes. Hepatology 48：792-798, 2008

15) Angulo P, Kleiner DE, Dam-Larsen S, et al：Liver Fibrosis, but No Other Histologic Features, Is Associated With Long-term Outcomes of Patients With Nonalcoholic Fatty Liver Disease. Gastroenterology 149：389-397, 2015

提供：バイエル薬品株式会社

座談会
肝癌分子標的薬治療におけるup-to-date

日程 2018年2月19日(月)　**場所** ステーションコンファレンス東京

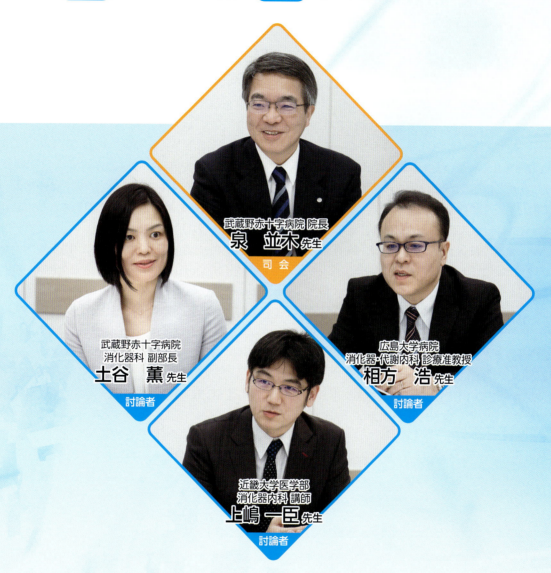

武蔵野赤十字病院 院長
泉　並木 先生
司会

武蔵野赤十字病院
消化器科 副部長
土谷　薫 先生
討論者

広島大学病院
消化器・代謝内科 診療准教授
相方　浩 先生
討論者

近畿大学医学部
消化器内科 講師
上嶋 一臣 先生
討論者

　2009年5月に、「切除不能な肝細胞癌（HCC）」に対して分子標的薬ソラフェニブが登場して以降、進行肝細胞癌の全身化学療法は長い間ソラフェニブのみであったが、2017年6月、「がん化学療法後に増悪した切除不能な肝細胞癌」を効能・効果として、レゴラフェニブ（スチバーガ®錠40mg）の適応拡大が承認され保険適用となった。肝癌治療を取り巻く環境が大きく変わりつつある中、実臨床で本剤を使いこなすには、ソラフェニブとの違いや本臨床試験の特徴を十分理解した上で、適切な副作用マネジメントを行い、長期的な視野に立って治療方針を決定することが必要である。そこで本座談会では、HCC領域でご活躍中のエキスパートの先生方をお迎えし、「肝癌分子標的薬治療におけるup-to-date」というテーマで存分に議論していただいた。

記載されている薬剤の使用にあたっては、各薬剤の添付文書をご参照ください。

はじめに

泉 進行肝細胞癌（HCC）の全身療法として、分子標的治療薬2剤が使用できるという新たな時代に入りました。近年、抗ウイルス薬の普及によりC型肝炎の治療成績が飛躍的に向上し、肝機能の悪化が防げるようになり、HCC患者がより治療しやすくなったという大きな環境変化があります。もう一つの大きな変化は、ウイルスが消失すると、今までのような多段階発癌ではない癌がかなり増加し、経皮的ラジオ波焼灼術の適応になるような小さな癌より、最近はむしろ進行した癌が増加している印象があります。こうした状況下、HCC治療が大きく変わってきていること、特に分子標的薬については今まで1剤しか使用できなかったため、まだ肝動脈化学塞栓療法（TACE）や肝動注化学療法（HAIC）などにこだわっている先生方もおられると思いますが、最近は治療選択肢が増えてきたということを是非知っていただきたいと思います。

はじめに、新しくHCC治療に使用可能になったレゴラフェニブの位置付け、本剤に関する基礎と臨床の話題について、土谷先生からお話を伺います。

レゴラフェニブの基礎と臨床

▶ HCC治療アルゴリズムとレゴラフェニブの基礎

土谷 HCCの診断と治療方針の指標として、世界的に汎用されているBCLCステージングシステムが最近改定されました。最新の治療アルゴリズムは従来のものとあまり変わりませんが、Advanced stageで推奨されていたSorafenibという単独薬剤名での記載がSystemic therapyになり、二次治療や新薬の登場を踏まえた包括的な記載に変わりました[1]。一方、日本における分子標的薬の位置付けですが、最新の「肝癌診療ガイドライン2017年版」では、切除不能進行HCCに対する一次治療としてソラフェニブ、そして日本ではまだ保険適用になっていない※レンバチニブによる治療が強く推奨されています[2]。また、本日の話題であるレゴラフェニブについては、ソラフェニブに忍容性を示したChild-Pugh（CP）分類Aの症例に対する二次治療薬として強く推奨されています[2]。

（※座談会開催当時）

レゴラフェニブはソラフェニブと同じ経口マルチキナーゼ阻害薬で、血管新生、腫瘍微小環境、腫瘍形成に関わるキナーゼを阻害します[3]。レゴラフェニブはソラフェニブの中央フェニル環にフッ素原子を加えただけの類似構造ですが、ターゲットとなるキナーゼに対するIC_{50}値[4]やHCC-PDX（HCC患者組織移植）モデルマウスでの腫瘍増殖抑制作用の比較などから[5]、レゴラフェニブの抗腫瘍効果のほうがソラフェニブより強いことが報告されています[4,5]。興味深いのは、レゴラフェニブ、ソラフェニブに対する反応性の違いで分類したHCC-PDXモデルマウスのタイプ（responder, differential responder, non responder）により両剤の抗腫瘍効果が異なる点で、ソラフェニブの効果がなくなった病勢進行（PD）患者に対してレゴラフェニブが有効であることが、動物実験でも示されています（図1）[5]。

▶ RESORCE試験について

土谷 続いて、二次治療薬としてのレゴラフェニブの有用性を検討した国際共同第Ⅲ相臨床試験（RESORCE試験）の成績をご紹介します。本試験は、ソラフェニブによる治療後にPDが認められた

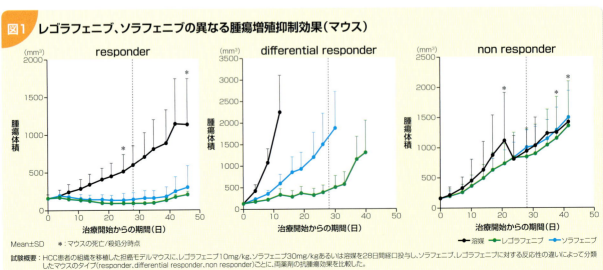

図1 レゴラフェニブ、ソラフェニブの異なる腫瘍増殖抑制効果（マウス）

Kissel M, et al: Oncotarget 8(63), 107096-107108, 2017

HCC患者573例を対象に日本を含む21ヵ国152施設で実施され、レゴラフェニブ160mgを1日1回3週間経口投与して1週間休薬するレゴラフェニブ群とプラセボ群に無作為に割り付け、有効性と安全性を検討しています（図2）[6]。主な適格基準は、ソラフェニブによる前治療に忍容性があること、画像上のPDがあること、CP分類Aなどで、最も重要なのはソラフェニブに対する忍容性の定義です。ソラフェニブ治療中止前28日間の最小用量として、1日400mg以上を20日間以上投与された患者を忍容性ありとし、当院ではこの忍容性を非常に重視しています。今年FDAから出された論文でも、レゴラフェニブの投与対象はあくまでもソラフェニブに忍容性があり、肝機能の良い患者であることが強調されています[7]。

主要評価項目である全生存期間（OS）中央値はレゴラフェニブ群で10.6ヵ月で、プラセボ群の7.8ヵ月に比べて有意に延長しました（図3）[6]。また、副次評価項目である無増悪期間（TTP）、奏効率、病勢コントロール率（DCR）についてもレゴラフェニブ群で良好でした[8]。RESORCE試験のバイオマーカーであるAFPとcMETについては、値の高低に関係なく、レゴラフェニブはプラセボと比べてOS、TTPとも有意に良好でした[9]。なお、本試験の解析期間を2017年1月23日まで延長したアップデートデータでは、OS中央値はレゴラフェニブ群10.7ヵ月、プラセボ群7.9ヵ月で、初回解析結果とほぼ同様でした[10]。

レゴラフェニブによる二次治療が可能になった今、今後は生存期間の延長が期待できます。レゴラフェニブの登場は、これまで治療法がなかった進行HCCにとって、非常に大きなインパクトがあったと考えられます。

泉　続いて、レゴラフェニブの安全性情報と副作用のマネジメントについて、相方先生からお話を伺います。

レゴラフェニブの安全性情報と副作用マネジメント

▶適切な症例選択の重要性

相方　まずRESORCE試験には特徴的な適格基準があり（図2）[6]、本試験の結果は、肝機能や全身状態が良好な症例で得られたエビデンスであることを十分認識しておくことが必要です。

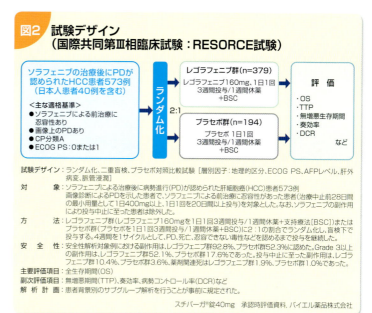

図2　試験デザイン（国際共同第Ⅲ相臨床試験：RESORCE試験）

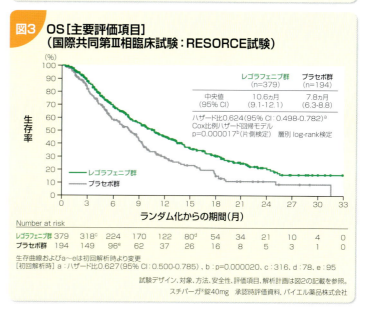

図3　OS［主要評価項目］（国際共同第Ⅲ相臨床試験：RESORCE試験）

泉　実際、ソラフェニブ導入患者の何割ぐらいがレゴラフェニブの投与候補になるのでしょうか。

相方　当施設での検討では、CP分類AかつECOG PS 0/1でソラフェニブ800mg/日の投与を開始したHCC患者160例のうち、治療中画像診断でPDを認めたのは147例で、この中でPD時にCP分類AかつECOG PS 0/1で、ソラフェニブに対する忍容性を有していたのは45例（30.6%）でした[11]。不適格の最大要因は、ソラフェニブに対する忍容性がなかったことです。また、PD時にCP分類AかつECOG PS 0/1であることに寄与する有意な因子を検討したところ、ソラフェニブ治療開始時に脈管侵襲（MVI）なし、Alb値＞3.5g/dLが検出されました（それぞれ$p=0.00981$、$p=0.00505$、Binary logistic regression）[11]。

そこで、ソラフェニブ導入時のMVIの有無、Alb値で、ソラフェニブ不応時のレゴラフェニブの投与候補

となる症例の割合を検討すると、PD時にCP分類Aかつ ECOG PS 0/1が維持されていたのは、MVIがなくAlb値＞3.5g/dLの症例では66％であったのに対し、MVIがありAlb値≤3.5g/dLの症例では24％でした[11]。またこの結果に、ソラフェニブの忍容性を加味すると、最終的なレゴラフェニブ投与候補の割合は図4のような結果でした[11]。つまり、この割合が低い症例は二次治療の対象にはなりにくいので、レゴラフェニブによる二次治療を視野に入れた場合、適切な症例選択が非常に重要であると考えられます。

▶ **広島大学病院における逐次療法プロトコルとレゴラフェニブの初期使用経験**

相方 当院の、現在のソラフェニブ・レゴラフェニブ逐次療法のプロトコルを図5に示します。原則入院導入で、全例一律1日800mgで投与を開始しています。ソラフェニブ導入後の評価については、これまで二次治療薬がないということで、導入後2ヵ月ぐらいを目安に画像で評価していたのですが、現在は1ヵ月の時点で一度、画像評価しています。これはソラフェニブPDか否かを早期に見極めるということもありますが、この1ヵ月の間にソラフェニブの忍容性を評価することと、もう一つはソラフェニブを長期に使っているとAlb値が下がってくる症例も多いので、そういった症例をなるべく避けたい、つまりレゴラフェニブに移行すべき症例を早く抽出したいという意図もあります。

実際、当院で適格基準を満たした患者にレゴラフェニブを投与し、1サイクルまで評価した6症例（男性6例）について、前治療であるソラフェニブ投与時の背景因子と治療状況を確認すると、年齢中央値70歳、HCC Stage Ⅱ/Ⅲ/ⅣBが1/1/4例で、MVIは全例で認めませんでした[12]。投与期間中央値4.6ヵ月、1日当たりの平均投与量509mg、投与終了時の1日内服量800mg/400mgが2/4例で、Grade 3以上の有害事象は、高血圧3例、食欲不振1例でした[12]。また、レゴラフェニブに移行し、1サイクル後のRECIST、mRECISTによる治療効果判定では、PR/SD/PDが1/3/2例、奏効率17.6％、DCR 66.7％でした[12]。現在、早期の肝障害で中止に至った1例と癌死した1例を除き、その他の4例は減量あるいは減量なく6サイクルまで治療を継続しており、当院ではRESORCE試験の適格基準を満たす症例は、前治療であるソラフェニブの最終用量に関わらず、基本的に1日160mgで導入し、それ以降もほとんどの症例で継続できている状況です。

泉 HCC領域におけるレゴラフェニブの安全性プロファイルの特徴をまとめるとどのようなことが言えるでしょうか。

相方 あくまでもRESORCE試験（日本人集団探索的解析）や自施設での少数例での検討結果ですが、日本人では手足症候群、低リン酸血症、リパーゼ増加、食欲減退などGrade 3の発現率が高い傾向です[13]。また、主な有害事象の初回発現は1サイクル目と早いのですが、早期に処置すれば、疲労を除いてほぼ回復しています。レゴラフェニブではソラフェニブより有害事象の発現が早く、発現率が高い傾向にあると思われます。

▶ **レゴラフェニブの注意すべき副作用とマネジメント**

泉 結腸・直腸癌や消化管間質腫瘍を対象としたレゴラフェニブ国際共同第Ⅲ相臨床試験と比較し、RESORCE試験では肝障

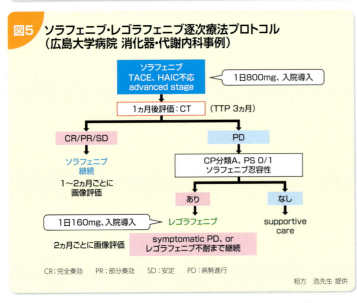

害の発現率が高いことや、大腸癌における使用成績調査結果から、特に注意すべき副作用として肝障害や手足症候群が挙げられますが[14,15]、これらの特徴とマネジメントのポイントについてご説明いただけますか。

相方 肝障害に関する副作用マネジメントでは、レゴラフェニブの投与開始前および投与中の定期的な肝機能検査の実施が重要ですので、その検査タイミングとポイントを表1に示します。最初の2サイクルは週1回肝機能検査を行い、ASTまたはALT値が正常基準値上限の5倍を超える場合は迷わず休薬し、3倍未満でも臨床的に意義のある上昇の場合は慎重に観察し、判断に迷う場合は休薬を考慮します。

手足症候群に関しては、発現・重篤化を避けるため、保湿、刺激除去、角質処理など、投与前からの予防的措置が重要で、重症度に応じた対症療法、減量、休薬、投与の中止、ステロイド軟膏の塗布などソラフェニブと同様に対応します（表2）。ただし、ソラフェニブより少し発現頻度が高いため、前治療のソラフェニブで手足症候群がみられなくても、レゴラフェニブでは強く出現する可能性があります。ソラフェニブとの違いは、Grade 2であっても疼痛を伴う場合は迷わず休薬を考慮するという点です。つまり、肝障害でも手足症候群でも、判断に迷う場合は休薬を躊躇しないという姿勢が大事だと思います。

RESORCE試験の結果から、手足症候群の発現頻度は非日本人より日本人で高いことが報告されています[6,13]。また手足症候群がみられた症例の方がみられなかった症例より有意に予後が良好という探索的解析結果も示されていますが[16]、これについては今後の検討が期待されます。

泉 レゴラフェニブの効果を期待するにはどのような点に留意すべきでしょう。

相方 まずは、適格基準に基づいた適正な症例を選択することが特に重要です。そして使用にあたっては、肝障害、手足症候群をはじめとした副作用のマネジメントを徹底することが非常に大事であると思います。

泉 では続いて、ソラフェニブからの切り替え時期、逐次療法での効果や課題などについて、上嶋先生らからお話しいただきます。

TACEによる生存期間延長のための治療戦略

▶ TACEの治療効果が高い症例群

上嶋 ソラフェニブ投与の前には、通常TACEという治療が入るので、TACEからの切り替え時期という観点でお話ししたいと思います。TACEで生存期間を延長するにはTACEによる治療効果だけでなく肝機能低下の回避が重要ですので、最初にどういった患者群がTACEのベネフィットを最も受けられるのか考えてみたいと思います。

まず、TACEが標準治療とされるintermediate stage、つまりBCLC stage Bの場合、腫瘍の個数が少ないあるいは腫瘍サイズが小さい場合にTACEを優先的に行います[17]。ただし、BCLC stage BはCPスコア5-9点、単発巨大（>6cm）または多発などを含む極めて多様な集団であり、Bolondiらが提唱したBCLC stage B亜分類を国内向けに改変した近畿大学の亜分類（Kinki criteria）でご説明すると（表3）[18,19]、治療対象となるのはKinki criteriaのstage B1とB2になりますが、B1は腫瘍状態がより早期に近いので根治的治療を行い、B2はより進行したいわゆる緩和的治療を行うグループであり、両者の治療方針は全く異なります。つまり、BCLC stage BではB1がTACEの最も有効な症例群であり、できるだけ根治を目指すべきと考えられます。

もう一つ大事なことはTACE不応の判断です。現在、TACE不応の定義[17,20]として、「治療結節の造影効果（50%以上）が残存する場合が2回以上続く」、「前回TACE施行時よりも肝内腫瘍個数が増加している場合が2回以上続く」などが挙げられており、この判断を適切に行うことが重要です。

表1 劇症肝炎、肝不全、肝機能障害、黄疸の副作用マネジメントのポイント

- 最初の2サイクルは週1回の肝機能検査を実施
- ASTまたはALT値が正常基準値上限の5倍を超える場合は迷わず休薬
- ASTおよびALT値が正常基準値上限の3倍未満でも、前値の2倍以上の上昇など臨床的意義のある上昇の場合は慎重な観察が必要
- 判断に迷う場合は休薬を考慮

相方　浩先生 提供

表2 手足症候群の副作用マネジメントのポイント

- 投与前からの適切な予防的措置が重要
- 重症度に応じた対症療法、減量、休薬または投与の中止などを考慮
- ソラフェニブで手足症候群がみられなかった場合も要注意（レゴラフェニブで強く出現する可能性あり）
- Grade 2であっても、疼痛を伴う場合は休薬を考慮
- 判断に迷う場合は休薬を考慮

相方　浩先生 提供

▶ TACE継続群とソラフェニブ移行群の比較

上嶋 TACE不応でTACEを継続した群とソラフェニブへ移行した群でTACE不応判定後のOSを比べると、ソラフェニブ移行群は24.7ヵ月で、TACE継続群13.6ヵ月に比べて有意に延長しました（図6）[21]。また同様に、TACE不応判定後のCPスコアの推移をみると、TACE継続群はソラフェニブ移行群と比べて6ヵ月後のCPスコアが有意に上昇したことから（p=0.005、Mann-Whitney U test）[21]、TACEを継続するよりソラフェニブへ切り替えたほうが治療ベネフィットが高いと考えられます。なお、治療効果が不十分なTACE（TACE間隔3ヵ月未満）を3回以上繰り返した群は2回以下の群より有意にソラフェニブ治療開始後のOSが不良であったことから（図7）[22]、TACE不応を適切に判断し、分子標的薬などに切り替える時期の見極めが一層重要です。

泉 TACE不応になりやすい背景としてどのようなものが挙げられますか。

上嶋 腫瘍の多発例や腫瘍が大きいもの（図8）[23]、つまりKinki criteriaではB2症例です（表3）[18,19]。当院のHCC患者592例の検討でもB1（CPスコア5-7点、up-to-7基準内）よりB2（CPスコア5-7点、up-to-7基準超）でTACE不応までの期間が短く、肝機能が悪化しやすいことを報告しています[24]。また、Kinki criteria B2のHCC患者236例を対象に、腫瘍の数や大きさ別にOSやTTPを比較した検討でも、腫瘍数7個以上では6個以下よりTTPが有意に短い、つまり再発を繰り返すことを報告しており、B2はTACE不応になりやすいと考えられます[25]。従って、TACEが最も有効なB1症例では根治的な治療を目指し、TACE不応になりやすいB2症例では、TACEを行うにしても早めに不応を見極め次の治療への移行を考える、特に多発例では早めに分子標的薬に切り替えることが大事だと思います。

泉 治療前に、まずTACEがよく効く効果的な症例群を選択すること、そして、TACE不応になった場合にそれを早く見極めて、次の治療に移行することが重要であるというお話を伺いました。

▶ ソラフェニブ・レゴラフェニブ逐次療法の治療効果

上嶋 RESORCE試験の探索的解析結果から、ソラフェニブ・レゴラフェニブ逐次療法を行うことにより、ソラフェニブ開始時からのOS中央値がレゴラフェニブ群26.0ヵ月、プラセボ群19.2ヵ月と非常に良好であることがわかりました[26]。この26ヵ月という予後は、HCCに対するグローバル試験であるBRISK-TA試験のプラセボ群、つまりブリバニブを併用していないTACE群の26.1ヵ月に匹敵します[27]。違いは導入している治療開始時点のBCLC stageです。TACE群はもちろんstage A/Bの患者が多く[27]、ソラフェニブ・レゴラフェニブ逐次療法では患者の多くがstage Cです[8]。つまり、逐次療法をより進行した患者に行っても、より早期の患者に行ったTACEと同等のOSが得られるわけですので、この逐次療法が非常に強力であることが示唆されます。

泉 RESORCE試験の対象は非常に選別されていますし、異なる対象の試験結果と単純比較はできませんが、主にearly/intermediate stageを対象としたTACE試験とソラフェニブ・レゴラフェニブ逐次療法のOSが同様という結果は、非常にインパクトがあると思います。

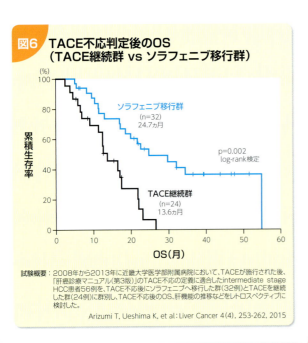

図6 TACE不応判定後のOS（TACE継続群 vs ソラフェニブ移行群）

試験概要：2008年から2013年に近畿大学医学部附属病院において、TACEが施行された後、「肝癌診療マニュアル（第3版）」のTACE不応の定義に適合したintermediate stage HCC患者56例を、TACE不応後にソラフェニブへ移行した群（32例）とTACEを継続した群（24例）に群別し、TACE不応後のOS、肝機能の推移などをレトロスペクティブに検討した。

Arizumi T, Ueshima K, et al: Liver Cancer 4(4), 253-262, 2015

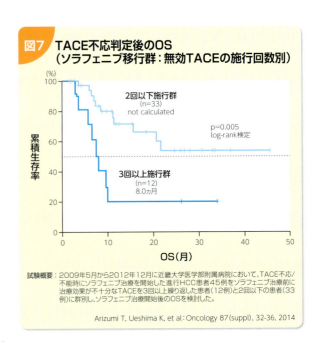

図7 TACE不応判定後のOS（ソラフェニブ移行群：無効TACEの施行回数別）

試験概要：2009年5月から2012年12月に近畿大学医学部附属病院において、TACE不応/不耐時にソラフェニブ治療を開始した進行HCC患者45例をソラフェニブ治療前に治療効果が不十分なTACEを3回以上繰り返した患者（12例）と2回以下の患者（33例）に群別し、ソラフェニブ治療開始後のOSを検討した。

Arizumi T, Ueshima K, et al: Oncology 87(suppl), 32-36, 2014

表3 近畿大学のBCLC stage B亜分類(Kinki criteria)

BCLC 亜分類	B1	B2	B3	
CPスコア	5-7	5-7	8-9	
ミラノ基準外およびup-to-7基準内	IN	OUT	ANY	
			IN	OUT
亜亜分類	−	−	B3-a	B3-b
治療戦略のコンセプト	根治治療	非根治的治療、緩和療法	根治的治療（up-to-7基準内）	緩和療法、無治療
治療選択肢	肝切除 焼灼療法 超選択的cTACE	DEB-TACE[1] HAIC[2] ソラフェニブ[3]	肝移植 焼灼療法 超選択的cTACE	HAIC 選択的DEB-TACE
代替治療	DEB-TACE(大きな結節、CPスコア7点) B-TACE[4]	cTACE	DEB-TACE B-TACE、HAIC	BSC

[1] DEB-TACEは6cmを超える巨大腫瘍に推奨、[2] HAICは6個を超える多発腫瘍に推奨、
[3] ソラフェニブはCPスコア5-6点の患者に推奨、[4] B-TACEは少数の腫瘍結節に推奨

工藤正俊：肝胆膵 71(2), 321-327, 2015
Kudo M, et al : Dig Dis 33(6), 751-758, 2015

図8 Intermediate stage HCCの多様性とTACEの反応性

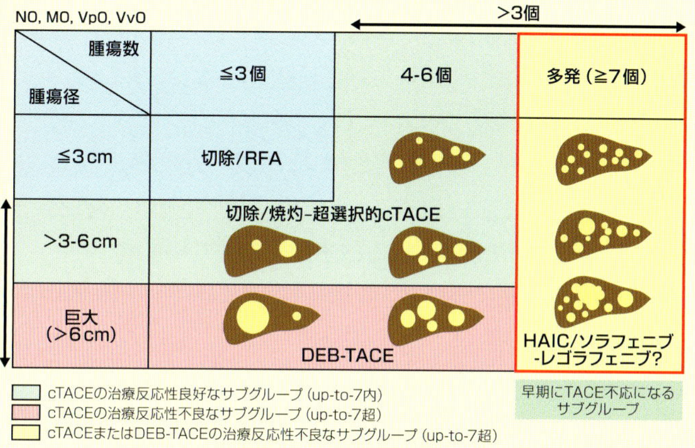

Kudo M：Liver Cancer 6(3), 177-184, 2017

上嶋　ただし、課題もあります。RESORCE試験でのソラフェニブ投与期間中央値は7.8カ月で[8]、slow PDつまりlong SD症例が多く組み込まれていました。このため、今後はソラフェニブに対して一次耐性のあるrapid PD、つまりすぐにPDになったような症例での効果を、臨床現場で検証すべきと思います。また、現在30～40％と報告されているソラフェニブからレゴラフェニブへの移行率をいかに上げるかも課題です。有害事象による不耐は避けられなくとも、肝機能低下による不耐はソラフェニブの早期導入で回避できる可能性があると思います。

泉　上嶋先生からは実臨床に基づき、どのようにソラフェニブとレゴラフェニブを使い分けていくかを含めてお話しいただきました。

総合討論

▶TACE不応の判断

泉　それでは、TACE不応の判断、副作用マネジメント、レゴラフェニブへの切り替えと効果判定、HCC治療の変化と課題の観点からディスカッションしたいと思います。

日本では、今までHCCの治療はかなりTACEにこだわっていた先生方が多かったのですが、分子標的薬2剤が使える時代になり、上嶋先生からはTACE不応の判断が重要で、Kinki criteriaにおけるstage B1とB2をきちんと分け、B2症例には効果が期待できないTACEをなるべく避けるというお話がありました。先生の施設では、B2症例の治療はどのようにしておられるのですか。

上嶋　B2症例では、最初の治療は今も昔もまずTACEですが、TACE不応になりやすいので、2回目、3回目では切り替えるかどうかの判断を早めにするようにしています。B2症例については、将来的にはTACEをスキップして、分子標的薬が一次治療になる可能性もあると思います。

泉　B2の場合、up-to-7が非常に重要というお話でしたが、up-to-7が臨床的な感覚と合わない先生方も多いようです。腫瘍数4-7個、腫瘍径3-5cmにTACEが効きやすいという基準が使いやすいという意見も多いのですが、実際、相方先生はどのようにされていますか。

相方　基本的には上嶋先生の方針と同じで、Kinki criteriaのstage B2で新規に来院された場合、現状の選択肢の中では、まず1回は経カテーテル治療を行います。TACE、動注やその組み合わせで反応を確認し、反応がなければ2回目は待たず、ソラフェニブへの移行を躊躇しないという方針です。

泉　TACEをスキップするのは、日本ではなかなか受け入れられない気がしますが、相方先生は必ずしも2回TACEを行わなくても、TACE不応と判断してもいいのではないかというご意見です。土谷先生はいかがですか。

土谷　最近、up-to-7の基準を超えるとCP分類Bへの移行が有意に多いという結果が報告され[28]、私どもでは常にこの基準を念頭に置いて治療しています。初回はTACEを選択しますが、up-to-7の基準を超えた患者では、TACEの初回から将来的な展望をお話ししています。その後、画像や腫瘍マーカーにも注目し、反応がなければ相方先生と同様、TACE の2回目を待たずに分子標的薬を導入することがあります。最初から今後の治療の流れを説明し、組み立てていくことが非常に大事だと思います。

泉 up-to-7の基準内でも、特に腫瘍数が4-7個、腫瘍径が3-5cmのところにTACEが効きやすいというお話でしたが、腫瘍の大きさより個数の影響が大きいと考えます。上嶋先生いかがでしょう。

上嶋 個数が多いほうがTACE不応に陥りやすいので、そういったケースでは早めの見極めが必要です。

相方 私も同感です。BCLC stage Bは多様性を示す患者集団なので、先生方の多くはTACEの反応性を見ながら治療されていると思います。

泉 同じup-to-7超でも、7cmの腫瘍1個と1cmの腫瘍7個では大きく違います。やはり個数が重要ですので、腫瘍径3-5cm、腫瘍数7個以上についてはTACEにこだわらず、早めの見極めが重要というのが、現段階での皆さんの一致した意見だと思います。

▶副作用マネジメント

泉 次に、分子標的薬を使いこなすには、やはり副作用のマネジメントが重要ですが、主な副作用に対して相方先生はどのように対応されていますか。

相方 手足症候群、肝障害などの発現頻度が高いので、薬剤師とも連携し、事前に副作用などに関する情報提供をしています。手足症候群については、保湿、刺激除去、角質処理がポイントですので、「適正使用ガイド」の内容に準じて指導しています。肝障害については、ソラフェニブでも最初の1ヵ月は、1週間に1回は外来通院していただきますし、レゴラフェニブに切り替えたとき、最初の2サイクルは週1回の肝機能検査を欠かさないよう特に注意しています。

土谷 当院では分子標的薬は基本的に入院導入ですが、白癬があると手足症候群が悪化しやすいので、導入が決まると外来看護師が手足の皮膚をチェックします。レゴラフェニブによる食欲低下や体重減少も非常に多いので、従来の看護師、薬剤師に加えて栄養士もチームレゴラフェニブには入っていただいて、入院中の栄養指導、それから体成分分析装置InBodyによる筋肉量と体脂肪測定。また、月に1度、少なくとも2ヵ月に1度は外来でも栄養指導と体組成の測定を継続しています。レゴラフェニブに切り替えたときの初期の肝機能チェックは、入院・外来に関係なく、最初の2サイクル、投与後8週目までは週1回チェックしています。

泉 相方先生、先ほどレゴラフェニブの手足症候群について、疼痛を伴う場合は休薬を考慮するというお話がありましたね。

相方 Grade 2で疼痛がある場合は休薬を迷わないというのがソラフェニブとのマネジメントにおける最大の違いです。レゴラフェニブではソラフェニブより手足症候群が強く出る可能性があるので、より慎重になることが必要です。

泉 手足症候群を認めた症例では有意に予後が良好であったという報告もありますので[16)]、むしろマネジメントが重要になりますね。他には食欲低下、体重減少、疲労などもみられるので、医師、看護師、薬剤師だけでなく、栄養士を含め、多職種でのマネジメントが非常に重要だと思います。その他、レゴラフェニブでの新たな注意点として、低リン酸血症、リパーゼ増加が日本人で高頻度に報告されましたが[13)]、何かこれらに対する対策はありますか。

相方 問題になるようなリパーゼ増加の経験はありませんが、低リン酸血症については必ず検査項目に入れ、あまり下がるようなら経口剤などでリンを補充することが大事だと思います。

泉 肝機能に関連して、ALTやAST値が正常基準値上限の2倍以上に上昇した場合、少し頻回に検査したほうがいいでしょうか。

相方 そう思います。特に投与直後の症例では2日に1回ぐらい検査し、1〜2週間経過後は、週1回、約2ヵ月間チェックするのを目安にしています。

上嶋 他にはAlb値が問題になることが多いので、栄養士による管理やアミノ酸製剤の投与など栄養療法も並行し、肝機能が悪化しない工夫も大事だと思います。

泉 アドヒアランスを維持して肝機能の悪化を防ぐには、栄養士の指導のもと栄養を保ち、何よりもC型肝炎ウイルスを排除しておくことが重要です。ウイルスが消失すれば分子標的薬をより長期に服用できますし、将来的にはさらに分子標的薬を導入しやすくなることも視野に入ってくると思います。

▶レゴラフェニブへの切り替えと効果判定

泉 続いてHCCに対する二次治療薬の登場で、今後OSはどう改善するのか、レゴラフェニブにはいつ切り替え、治療効果をどう判定して生命予後を改善するのか議論したいと思います。従来ソラフェニブではslow PDを目指し、あまり腫瘍縮小効果がなくても、腫瘍の増大が遅くなれば効果ありとし、なるべく継続してきたのですが、レゴラフェニブへの切り替えで治療ベネフィットが高いなら、切り替え時期の判断が難しいと思います。土谷先生何かご意見はありますか。

土谷 以前はslow PDとして、Alb値が下がりつつも画像上PDでソラフェニブを継続する症例がありましたが、その場合ソラフェニブがきちんと服用できていれば忍容性があるので、まずはソラフェニブでslow

PD、かつ肝機能が徐々に悪くなっている症例では、CP分類Bへ悪化する前にレゴラフェニブへの切り替えを考えてもいいと思います。ただし、まだデータが不十分ですので、まずは肝機能が悪い状態での導入を避けることがポイントだと思います。

泉 相方先生、ソラフェニブ単独のときとレゴラフェニブとの逐次療法が可能になってからでは、薬の使い方に変化がありましたか。

相方 やはり以前は、ソラフェニブの継続投与に注力していましたが、レゴラフェニブの二次療法が可能になった今、ソラフェニブがPDかどうかを早く見極め、ソラフェニブを無理に長く使ってAlb値が低下し、全身状態が悪くならないよう注意しています。導入1ヵ月、少なくとも2ヵ月までの間に必ず1回はソラフェニブの画像評価を行い、忍容性、肝機能のほか画像の反応を確認しており、切り替え時期が少し前倒しになっている気がします。

泉 少し反応があるslow PD症例では、切り替えるかどうか非常に迷いますが、このあたりの判断は症例を積み重ねなければわからないかもしれません。レゴラフェニブではPRが約10%認められますが、PRがOSのサロゲートマーカーになるでしょうか。

土谷 PRがその後早期にPDに変わった症例もあり、PRがサロゲートマーカーになるのは難しい気がします。ただ、DCRは実臨床でも約70%認められますので、少なくとも抗腫瘍効果に関しては、RESORCE試験と同等ぐらいの感触は得ています。

▶ HCC治療の変化と課題

泉 最後に、肝炎ウイルスがかなりコントロール可能になった今、HCC治療がどう変化するのか、今後の課題を含め順にお伺いしたいと思います。

土谷 泉先生が話されたように、今後は肝機能が良好なHCC患者が増加すると思います。治療選択肢も増えるので、従来の治療法もうまく使いながら新しい治療を取り入れ、これらを患者に説明しながら治療を行うことが大事だろうと思います。また、現段階では確立したバイオマーカーがないので、自施設も含め、臨床研究を行う必要があると考えます。

相方 確かにHCC患者の背景は大きく変わり、治療選択肢が増えています。今までの経カテーテル治療中心の時代から、いろいろな分子標的薬が登場してきている現状を意識した使い分け、使うタイミングが重要になります。また、レゴラフェニブの効果を得るためには、RESORCE試験の適格基準に基づいて適正に症例を選択するという大前提を忘れてはいけないと思います。

上嶋 C型肝炎が根治できるようになった今、逆にHCCの早期発見が難しくなり、受診した段階で非常に進行した癌と診断される方が増えています。よって、治療方針としては、根治を目指せるのか、そうでないのかをまず見極めることが必要です。根治を目指せない場合は、レゴラフェニブへの切り替えを念頭に置き、初診の段階から将来を見据え、長期的な視点で治療を組み立てることが重要だと思います。特にレゴラフェニブについては、ソラフェニブと同じように、できるだけ減量してでも継続するのか、効果がなければ中止するのかなど、現段階では治療コンセプトが不明確ですので、こういった点についても今後検討していく必要があると思います。

泉 今までは、目の前の癌をいかに根治させるかを重視しすぎていた気がします。しかしHCCは再発が多く、分子標的薬2剤が使える時代になった今、今後は生命予後をどう改善させるかという視点で最初から長期的な視野に立って、治療法や治療方針を決定することが重要だと思います。肝炎ウイルスのコントロールが可能になり新しい薬剤が登場する中で、HCCの診療は大きく変わってきました。こうした現状を先生方にご理解いただき、日常診療の一助としていただければ幸いです。

本日はありがとうございました。

文 献

1) Forner A, et al : Lancet 391(10127), 1301-1314, 2018
2) 一般社団法人 日本肝臓学会 編:「肝癌診療ガイドライン 2017年版」P184, 2017
3) Wilhelm SM, et all : Int J Cancer 129(1), 245-255, 2011
4) Strumberg D, et al : Expert Opin Investig Drugs 21(6), 879-889, 2012
5) Kissel M, et al : Oncotarget 8(63), 107096-107108, 2017
6) スチバーガ®錠40mg 承認時評価資料, バイエル薬品株式会社
7) Pelosof L, et al : Oncologist 23(4), 496-500, 2018
8) Bruix J, et al : Lancet 389(10064), 56-66, 2017
9) Teufel M, et al : J Clin Oncol 35(15)_suppl, Abstract 4078, 2017
10) Bruix J, et al : Ann Oncol 28(suppl_3), Abstract 009, 2017
11) 河岡友和 他:第16回 日本肝がん分子標的治療研究会 P4-1-3, 2017
12) 工藤正俊 監修:「肝細胞癌に対するレゴラフェニブ治療」P148, 2017
13) 横須賀 収 他:肝臓学会総会, PD1-12, 2017
14) 独立行政法人 医薬品医療機器総合機構:スチバーガ®錠審査報告書. 2017.5.22 http://www.pmda.go.jp/drugs/2017/P20170607002/630004000_22500AMX00886_A100_1.pdf
15) Komatsu Y, et al : J Clin Oncol 35(4)_suppl, Abstract 721, 2017
16) Bruix J, et al : J Clin Oncol 36(4)_suppl, Abstract 412, 2018
17) 工藤正俊:肝胆膵 70(1), 81-88, 2015
18) 工藤正俊:肝胆膵 71(2), 321-327, 2015
19) Kudo M, et al : Dig Dis 33(6), 751-758, 2015
20) Kudo M, et al : Liver Cancer 3(3-4), 458-468, 2014
21) Arizumi T, et al : Liver Cancer 4(4), 253-262, 2015
22) Arizumi T, et al : Oncology 87(suppl 1), 32-36, 2014
23) Kudo M : Liver Cancer 6(3), 177-184, 2017
24) Arizumi T, et al : Dig Dis 35(6),589-597, 2017
25) Arizumi T, et al : Dig Dis 35(6),583-588, 2017
26) Finn RS, et al : J Clin Oncol 35(4)_suppl, Abstract 344, 2017
27) Kudo M, et al : Hepatology 60(5), 1697-1707, 2014
28) Yasui Y, et al : Hepatol Res 48(6), 442-450, 2018

全国各施設の肝硬変症例を集計・網羅!!
肝硬変成因の変遷を辿る1冊

肝硬変の成因別実態 2014

監修：泉 並木

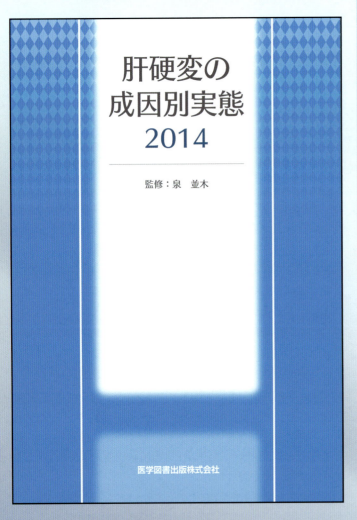

定価（本体 4,500 円＋税）サイズ：B5版
ISBN:978-4-86517-112-9

医学図書出版株式会社
〒113-0033 東京都文京区本郷 2-29-8 大田ビル
TEL：03-3811-8210 FAX：03-3811-8236
E-mail:info@igakutosho.co.jp

◆◆◆ 本書の目次 ◆◆◆

集計 肝硬変の成因別実態 2014 全国の集計	泉 並木, 他
1 秋田県における肝硬変の成因別実態	後藤 隆, 他
2 当科における肝硬変の成因別実態	川合 弘一, 他
3 虎の門病院における肝硬変の成因別実態	宗林 祐史, 他
4 当院における肝硬変の成因別実態	村岡 優, 他
5 長野県における肝硬変の成因別実態	柴田 壮一郎, 他
6 当科における肝硬変の成因別実態	北原 征明, 他
7 肝硬変の成因別実態	長谷川 浩司, 他
8 当科における肝硬変の成因別実態	藤本 正男, 他
9 山陰地方における肝硬変の成因別実態と変遷	大山 賢治, 他
10 当科における肝硬変の成因別実態	三好 久昭, 他
11 当科における肝硬変の成因別実態	吉丸 洋子, 他
12 沖縄県における肝硬変の成因別実態	新垣 伸吾, 他
13 当院における肝硬変の成因別実態からみた将来展望	西村 貴士, 他
14 当院における肝硬変症の成因別実態	稲生 実枝, 他
15 当院における肝硬変の成因別実態	藤村 彰, 他
16 当科における肝硬変の成因別実態と合併症の臨床的特徴	水野 恵, 他
17 当施設における肝硬変症例の成因別実態について	荒川 泰雄, 他
18 肝硬変の成因と実態－16年間の変遷－	永井 一正, 他
19 肝硬変の成因別実態	辰巳 明久, 他
20 当院における肝硬変の成因別実態	竹内 真実子, 他
21 当科の肝硬変の成因別実態－前回調査との比較－	藤野 初江, 他
22 市中病院としての岡山市立市民病院における肝硬変の成因別実態	狩山 和也, 他
23 当科における肝硬変の成因別実態	戸張 真紀, 他
24 Virtual Touch Quantification（VTQ）による肝硬変の重症度診断	中野 智景, 他
25 当院における肝硬変患者の成因別実態について	谷 瑞季, 他
26 愛媛大学における肝硬変の成因別実態	徳本 良雄, 他
27 当科における肝硬変の成因別実態	原 裕一, 他
28 当院における肝硬変の成因頻度と実態	相引 利彦, 他
29 肝硬変の成因別実態－最近10年間における変化－	中島 知明, 他
30 当院における肝硬変の成因別実態	長沼 篤, 他
31 当院における肝硬変の成因別実態とその臨床的特徴	大矢 寛久, 他
32 当科における肝硬変の成因別実態	村山 梢, 他
33 大阪警察病院における肝硬変の成因別実態	尾下 正秀, 他

詳しくは▶URL：http://www.igakutosho.co.jp または、医学図書出版 で 検索

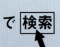

膵・胆管合流異常診療ガイドライン、堂々の発刊！

日本膵・胆管合流異常研究会，日本胆道学会編

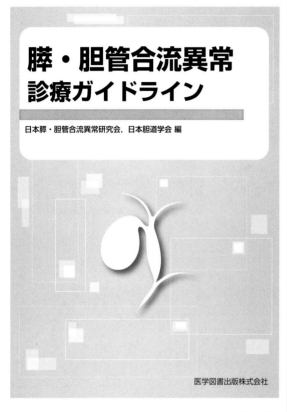

膵・胆管合流異常診療ガイドライン

日本膵・胆管合流異常研究会，日本胆道学会 編

医学図書出版株式会社

定価：3,200円＋税

I．概念，病態，病理
- CQ-I-1. 膵・胆管合流異常とはどのような疾患なのか？
- CQ-I-2. 膵・胆管合流異常の発生機序は？
- CQ-I-3. 膵・胆管合流異常の分類は？
- CQ-I-4. 先天性胆道拡張症はどのような疾患なのか？
- CQ-I-5. 先天性胆道拡張症の発生頻度に，性別や地域で差があるのか？
- CQ-I-6. 膵・胆管合流異常の主乳頭の病理は？
- CQ-I-7. 膵・胆管合流異常の胆道の病理学的変化は？
- CQ-I-8. 膵・胆管合流異常の乳頭部機能は？
- CQ-I-9. 膵液胆道，胆汁膵管逆流現象とは？
- CQ-I-10. 膵胆管高位合流とは？

II．診 断
- CQ-II-1. 膵・胆管合流異常の診断基準は？
- CQ-II-2. 膵・胆管合流異常にはどのような臨床症状があるか？
- CQ-II-3. 膵・胆管合流異常には血液検査の異常はあるか？
- CQ-II-4. 膵・胆管合流異常の診断における US の役割は？
- CQ-II-5. 膵・胆管合流異常の特徴的な ERCP 所見は何か？
- CQ-II-6. 膵・胆管合流異常は MRCP で診断可能か？
- CQ-II-7. 膵・胆管合流異常の診断における MD-CT，DIC-CT の役割は？
- CQ-II-8. 膵・胆管合流異常の診断における EUS の役割は？
- CQ-II-9. 胆汁中アミラーゼの測定は膵・胆管合流異常の診断に有用か？
- CQ-II-10. 先天性胆道拡張症の出生前診断は可能か？

III．膵胆道合併症
- CQ-III-1. 膵・胆管合流異常に合併する胆道結石の頻度と特徴は？
- CQ-III-2. 膵・胆管合流異常に合併する急性膵炎の頻度と特徴は？
- CQ-III-3. 膵・胆管合流異常に合併する慢性膵炎の頻度と特徴は？
- CQ-III-4. 胆汁中アミラーゼ値は膵炎合併に関与するか？
- CQ-III-5. 膵・胆管合流異常の胆道癌合併率は？
- CQ-III-6. 膵・胆管合流異常に合併する胆道癌の特徴は？
- CQ-III-7. 膵・胆管合流異常に合併する胆道癌と通常の胆道癌で発癌メカニズムに違いはあるか？
- CQ-III-8. 胆嚢・胆管内の胆汁中アミラーゼ値により胆道癌発癌リスクは異なるか？
- CQ-III-9. 膵・胆管合流異常は膵臓癌を合併しやすいか？

IV．治療と予後
- CQ-IV-1. 膵・胆管合流異常の手術時期はいつ頃が良いか？
- CQ-IV-2. 無症状例の手術適応は？
- CQ-IV-3. 蛋白栓の処理はどうしたら良いか？
- CQ-IV-4. 術中胆道造影は必要か？
- CQ-IV-5. 嚢胞の切除範囲はどこまでとすべきか？
- CQ-IV-6. 肝内胆管の狭窄はどう対処したら良いか？
- CQ-IV-7. 胆道再建の方法は？
- CQ-IV-8. 胆嚢穿孔を伴った例に対する治療は？
- CQ-IV-9. 胆管非拡張型膵・胆管合流異常に対する手術術式は？
- CQ-IV-10. 嚢胞切除術の合併症はどのようなものがあるか？
- CQ-IV-11. 術中に膵管損傷を生じた場合の対処方法は？
- CQ-IV-12. 術後肝内結石発生例に対する対処法は？
- CQ-IV-13. 膵内遺残嚢胞内結石に対する対処法は？
- CQ-IV-14. 先天性胆道拡張症と胆管非拡張型膵・胆管合流異常で長期予後は異なるか？
- CQ-IV-15. 術後早期と晩期合併症の頻度は？
- CQ-IV-16. 分流手術および非分流手術後の胆管癌発生頻度は？
- CQ-IV-17. 分流手術および非分流手術後の術後経過観察期間は？

詳しくは▶

URL：http://www.igakutosho.co.jp

または、医学図書出版 で  検索

医学図書出版株式会社

〒113-0033 東京都文京区本郷2-29-8 大田ビル
TEL：03-3811-8210　FAX：03-3811-8236
URL：http://www.igakutosho.co.jp
E-mail：info@igakutosho.co.jp
郵便振替口座 00130-6-132204

7年ぶりの改訂！
胆道癌に悩める患者さんを診療する
臨床医に役立つガイドライン

エビデンスに基づいた

胆道癌診療ガイドライン
改訂第2版

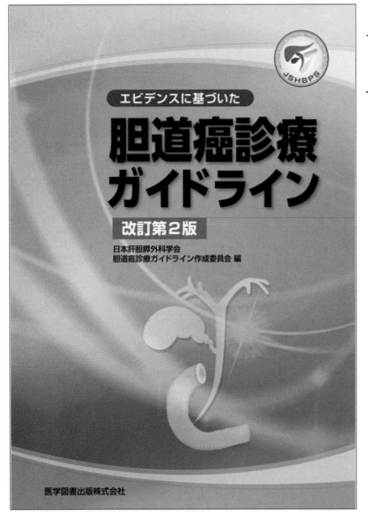

日本肝胆膵外科学会
胆道癌診療ガイドライン作成委員会 編

主要目次

第Ⅰ章．胆道癌診療ガイドラインの
　　　　目的・使用法・作成法
第Ⅱ章．診療アルゴリズム
第Ⅲ章．予防疫学
第Ⅳ章．診断
第Ⅴ章．胆道ドレナージ
第Ⅵ章．外科治療
第Ⅶ章．化学療法
第Ⅷ章．放射線治療
第Ⅸ章．病理

定価（本体 3,500 円 + 税）
ISBN978-4-86517-083-2

詳しくは▶URL：http://www.igakutosho.co.jp　または、医学図書出版　で 検索

医学図書出版株式会社

〒113-0033　東京都文京区本郷 2-29-8（大田ビル）
TEL：03-3811-8210　FAX：03-3811-8236
E-mail：info@igakutosho.co.jp
郵便振替口座　00130-6-132204

2014.10

座談会

肝臓クリニカルアップデート 2018
4(1), 67~72

提供：GEヘルスケア・ジャパン株式会社

肝疾患における最新トピックス
～増加傾向にある非アルコール性脂肪肝炎への非侵襲的アプローチ～

日程 2018年3月5日（月）　　**会場** 赤坂パークビル

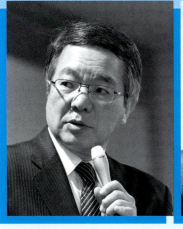
司会
武蔵野赤十字病院
院長
泉　並木 先生

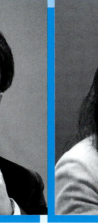
討論者
横浜市立大学附属病院
肝胆膵消化器病学
主任教授
中島　淳 先生

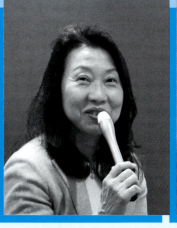
討論者
兵庫医科大学病院超音波センター
センター長,
内科肝胆膵科 教授
飯島　尋子 先生

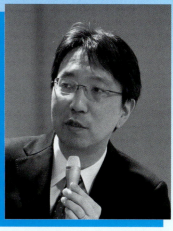
討論者
東京大学医学部附属病院
消化器内科
特任講師
建石　良介 先生

肝疾患の最新情報

泉　日本における肝疾患の中で、肝癌の死亡者数は2005年を境に減少傾向にあるものの、いまだに年間約3万人にのぼり[1]、重要な疾患の一つになっています。肝癌の最大の原因であるウイルス性肝炎は、直接作用型抗ウイルス薬の登場などによって大幅な減少が見込まれる一方、肥満やメタボリック症候群人口の増加に伴い非アルコール性脂肪性肝疾患（NAFLD）/非アルコール性脂肪肝炎（NASH）患者が増加し、脂肪肝からの肝硬変・肝癌の増加が問題となっています。また、NASHの確定診断には肝生検が主に用いられますが、これは入院して行う侵襲的な方法で、出血や疼痛のリスクもあるため頻繁には行えず、非侵襲的に診断可能な方法が開発されてきました。

近年、非侵襲的に組織弾性を測定できる診断法としてエラストグラフィが開発されましたが、この分野での技術革新が進み、肝弾性つまり肝臓の硬さだけでなく、肝臓の脂肪化も同時に測定できる機種も登場してきました。また、非侵襲的な肝線維化マーカーとしてWFA$^+$-M2BPなども使用可能になりましたが、NASHでは血液検査値が正常であっても、実際には肝硬変になっている場合もあり、血液検査から肝臓の硬さ、線維化の程度を正確に測定するのは難しいと思われます。

日本では糖尿病、脂肪肝が非常に多く、糖尿病患者の癌による死亡者数の第1位は肝癌です。ただし、糖尿病や脂肪肝から癌になる割合は患者1万人に対して1人と少ないため、その前の肝臓病の段階で治療を要する人を絞り込み、いかに治療につなげていくかが非常に重要です。

そこで本日は、肝疾患の分野で活躍されている3名の専門医の先生方から肝線維化の程度を非侵襲的に測定する新しい技術、超音波エラストグラフィやMRI

を用いたMRエラストグラフィ（MRE）、血液検査などに関するお話を伺い、その利点や問題点、使い分けなどについて幅広く議論したいと思います。

それではまず、超音波に関する多くの経験と実績をお持ちの飯島先生から、超音波エラストグラフィに関するお話を伺います。

超音波による肝線維化・脂肪化診断

飯島 肝線維化診断のゴールドスタンダードは肝生検ですが、これは合併症、出血、疼痛などのリスクを伴う侵襲的な検査で、約20%のサンプリングエラーも報告されています[2]。このため、超音波やMRIを用いて非侵襲的に生体臓器や病変の硬さを計測するエラストグラフィが注目されています。特に、Transient elastography（TE）であるFibroScanの優れた診断能が2005年に発表されて以降[3]、各社からさまざまな製品が発売されました。超音波エラストグラフィは、組織圧迫によるひずみを画像化するStrain法と、体内にせん断波を発生させてその速度分布を用いるShear wave（SW）法に大別されますが、本日はSW法についてご説明させていただきます。

SW法は探触子からARFIという強いパルスを出して肝臓を変位させ、元に戻るときに横に伝わる波が、硬いところは速く、軟らかいところはゆっくり進む原理を利用して硬さを計測しています。いくつかの装置があり、FibroScanの場合、線維化が進展すると数値が高くなることで診断するのですが、急性肝炎、黄疸、うっ血肝などでも高値を示すほか、腹水貯留例では測定できません。一方、TE以外のShear wave elastography（SWE）では、2次元情報が得られるBモードで肝臓を見ながら測定するため、腹水があっても測定できるメリットがあります。

EASL-ALEHのガイドラインでは[4]、肝臓の硬さを測定する方法としてTE、SWE（pSWE、2D-SWE）、MREが示されています。TEのFibroScanについては限界があるものの、最初に開発され診断法が確立されているため推奨されているのに対し、SWEはまだ歴史が浅くもう少し検討が必要とされていますが、最近論文報告も多く、現状ではほぼ同等の診断能と考えられます。

FibroScan検査を行う目的の一つは、発癌リスクの高い人を拾い上げることです。肝発癌歴のないC型慢性肝炎患者866例を対象とした建石先生らの検討では、測定値が高い、つまり肝臓が硬いほど発癌率が有意に高いことが示されています（図1）[5]。また当施設の検討でも約5%が発癌し、この方々のデータを単変量・多変量解析した結果、測定値と発癌の間に有意な

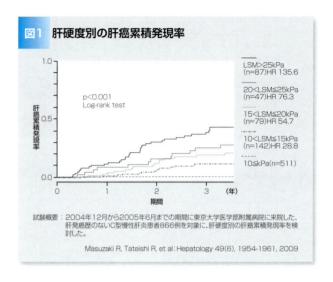

図1 肝硬度別の肝癌累積発現率

試験概要：2004年12月から2005年6月までの期間に東京大学医学部附属病院に来院した、肝発癌歴のないC型慢性肝炎患者866例を対象に、肝硬度別の肝癌累積発現率を検討した。

Masuzaki R, Tateishi R, et al: Hepatology 49(6), 1954-1961, 2009

相関を認めたほか、血糖値、年齢、性別（男性）、血小板数が肝発癌のリスク因子として挙げられました。なお、私どもでは、肝臓の硬さ、空腹時血糖、性別（男性）、年齢、AFP値の5因子からなるVFMAPスコアを考案し、このスコアが高い精度で非侵襲的に肝発癌を予測できることを報告しています[6]。

脂肪肝診断についてはSWEではできませんが、一般的な超音波やCTではコントラストの差や肝臓のdB値や減衰率などの測定値から診断できます。NAFLDでは、脂肪化の程度より線維化の程度の強いものが予後に影響することが報告されており（図2）[7]、脂肪化と線維化の両方の診断が必要です。なお、最近のSW法による肝硬度測定超音波機器の中でその両方が測定できるのは、FibroScan、Aplio iシリーズ、LOGIQシリーズです。従来のFibroScanでは、皮下脂肪や内臓脂肪が多い場合は測定しにくかったのですが、最近は通常のMプローブに加えて肥満者向けのXLプローブが登場し、脂肪が多くても診断可能になりました。FibroScanの付加機能であるCAP（Controlled attenuation parameter）を用いた慢性肝疾患者での検討では、組織学的脂肪化のステージと良い相関があり、肝生検をしなくても脂肪肝の診断ができることが確認されていますし、CAP値が低く肝硬度の高い症例は、CAP値が高く肝硬度の低い症例と比較して、発癌リスクが極めて高いことがわかっています。

私どもでは、脂肪化と線維化の二つの指標を使い、NASHのハイリスク群を拾い上げることを目指していますが、非侵襲的な超音波エラストグラフィを用いて総合的に評価することにより、NASH予備軍を絞り込み、ハイリスク群を拾い上げることができると考えています。

泉 主として超音波SWEで線維化と脂肪化を確認し、そこから肝硬変、肝臓癌になるリスクの高い人を絞り込んで行くというお話でした。次は、FibroScanという器械を用いた肝臓の線維化や硬さの測定について、

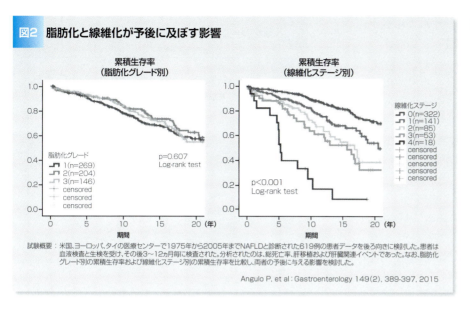

図2 脂肪化と線維化が予後に及ぼす影響

試験概要：米国、ヨーロッパ、タイの医療センターで1975年から2005年までNAFLDと診断された619例の患者データを後ろ向きに検討した。患者は血液検査と生検を受け、その後3〜12ヵ月毎に検査された。分析されたのは、総死亡率、肝移植および肝臓関連イベントであった。なお、脂肪化グレード別の累積生存率および線維化ステージ別の累積生存率を比較し、両者の予後に与える影響を検討した。

Angulo P, et al: Gastroenterology 149(2), 389-397, 2015

建石先生からお話を伺います。

FibroScanを用いた肝弾性値測定と肝脂肪測定

建石 先ほどからお話が出ているように、肝線維化の評価に侵襲的な肝生検を繰り返し行うことは非現実的なので、非侵襲的な検査法が開発されてきました。その中で肝臓の硬さの計測装置FibroScanについてお話しさせていただきます。プローブから発生した振動が肝臓を伝わる速さを測定する検査で、痛みを伴う検査ではなく、軽い振動が加わり10回測定したら終了で、所要時間は5分程度です。この振動は、肝臓が硬いと速く、軟らかいとゆっくり伝わり、計測された肝臓の硬さはkPaで表示されます。また、近年CAP法の開発で、超音波検査に加え肝脂肪量を定量的に測定できるようになり、幅広い診断が可能になっています。これは、脂肪が超音波を弾くため、脂肪肝があると超音波信号が減衰することを利用した測定法でdB/mで表示されます。このように、肝臓の線維化と脂肪化の度合いを同時評価できるのがFibroScanの特長です。私は目安として、肝弾性値7kPa以上を肝線維化あり、15kPa以上を肝硬変、CAP値250dB以上を脂肪肝あり、300dB以上を高度脂肪肝としています。

泉 FibroScanは、どういった場面で活用するのがいいでしょうか。

建石 短時間で測定可能で低侵襲のため、繰り返しの検査に向いています。人間ドックなどの検診で使うべきではないでしょうか。

泉 NASHあるいは脂肪肝から肝癌への進行を減らすには、検診における脂肪性肝疾患の拾い上げとフォローをどのように行うのがいいでしょう。

建石 癌対策の基本としては、1次予防、2次予防、3次予防という三つの段階があると思います。1次予防は癌の発生を未然に防ぐことで、脂肪肝の場合は体重を減らすなど、癌の発生前に脂肪肝を治すことです。また、当施設での検討では、糖尿病教育入院患者の約6割が脂肪肝でしたので、入院時にCAP測定を行えば、治療対象を拾い上げることができると思います。2次予防は癌を早期に発見することで、比較的大きな地域の中核病院などで、癌になりそうな人、肝硬変の人をいかに見つけるかです。ただし、糖尿病の人が癌になりやすいと言っても、その肝発癌率は1,000人あたり年に1人ですので[8]、この絞り込みが非常に重要です。特に、burn out NASHでは脂肪変性などの特徴的所見が消失し、CAP値が肝癌スクリーニングに使えないため発見が難しくなります。

泉 その場合には、どのように絞り込むのがいいでしょう。

建石 我々は、C型慢性肝炎患者を対象としたコホート研究から、肝臓が硬いほど癌になりやすいことを報告しており（図1）[5]、burn out NASHから発癌を見つけるには、脂肪肝ではなく硬い肝臓を探すことになります。先ほどの糖尿病教育入院患者で、肝臓がどの程度硬いか調べると、少し硬い方が4人に1人、肝硬変が疑わしい方が20人に1人でした。こうした方々では癌のリスクが高いので、単に脂肪肝を治すだけでなく、より肝腫瘍の検出に適した腹部超音波検査も受けたほうがいいでしょう。

昨年11月には、同じ器械の中にFibroScanと超音波診断装置が組み込まれたLOGIQ S8 FSが発売されました。以前はFibroScanでのスクリーニング後に、必要に応じて別の器械で超音波検査をしていたのですが、LOGIQ S8 FSでは、一つの検査で肝硬度と脂肪肝の測定が可能で、診断のサポートだけでなく、治療効果の判定支援ツールとしての活用も期待されています。

泉 肝弾性値とCAP値はどのように使い分けていくのがいいでしょう。

建石 肝臓の線維化は急には進みませんが、脂肪肝は数kg体重を減らせば一気に改善するため、CAP値は3ヵ月程度でも変化します。まだ後戻りできる段階が脂肪肝で、肝臓が硬くなり始めたら要注意です。肝弾性値は発癌リスクの推定に有用ですので肝硬変の拾い上げに、CAP値は脂肪肝の経過観察に使用し、疑

わしい場合はできるだけ大学病院や地域の中核病院などにご紹介いただきたいと思います。

泉 飲酒による肝癌への影響についてはどのようにお考えですか。

建石 アルコールが肝臓に悪いのは明らかで、多く飲めば肝臓が硬くなるスピードも速くなりますし、痩せた方でも脂肪肝になり、発癌することもあります。ただし、肝癌になるのは飲酒する方に限りません。非ウイルス性の肝癌のうち、女性の場合9割近くがほとんど飲酒をしない方ですし、男性でもNASHの基準を満たす方が約4割おられます。このため飲酒の有無に関係なく、脂肪肝があり肝臓が硬い方は、当然フォローの対象になります。脂肪肝・肝硬変の拾い上げ案を図3に示します。肥満や糖尿病の方は、まず1回肝CAP値と肝弾性値を測定してみて、脂肪肝があれば生活指導で悪化を予防し、肝臓が硬くなっている場合は病院で定期的に腹部超音波診断を受けていただきたいと思います。

泉 FibroScanと超音波で、脂肪肝や肝臓の硬さを調べることについてお話しいただきました。それでは三つ目として中島先生から、MRIを用いて肝臓の硬さを測るMREについてご紹介いただきます。

NASH/NAFLD診療におけるエラストグラフィ

中島 本日は、特に脂肪肝に特化してエラストグラフィの位置づけをお話したいと思います。重要なのは、5兆円と言われているNASH/NAFLDの市場では、国内外で多数の新薬治験が進行中ですが、未だ保険適用となった治療薬が一つもないことです。こうした中で、その基盤を作るのがエラストグラフィではないかと思います。

実は、私は20年ほど前に、29歳の高度肥満患者を診察しました。飲酒せず、糖尿病もなく、ただ太っているだけでしたが、CTを撮ってみると肝硬変でした。かつては飲酒習慣のない脂肪肝は病気にならないとされていましたが、現在NAFLDは脂肪肝からNASHそして肝硬変、肝癌へと進展していくことが明らかになっています。

日本人糖尿病患者では、約8人に1人が肝癌、肝硬変という肝疾患で亡くなっており[9]、糖尿病の死亡原因として肝疾患は非常に多い状況です。また、最近のメタ解析では、肝硬変や肝癌の元である脂肪肝やNAFLDの患者数は世界中で増えており、どの国でも4人に1人がNAFLDで、日本では2,000万人以上の患者がいる状況です[10]。その中で最近、肝臓の線維化がこの疾患の予後を決める最も重要な因子であることがわかってきたのですが、肝生検での線維化診断はいろいろ問題があり、非侵襲的なエラストグラフィが近

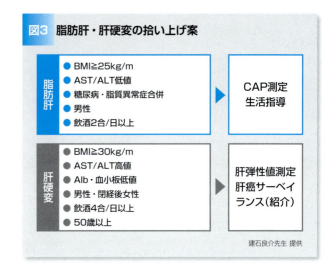

図3 脂肪肝・肝硬変の拾い上げ案

建石良介先生 提供

年発達してきたわけです。

先ほど飯島先生からもお話がありましたが、患者の予後は線維化のステージが上がれば上がるほど悪く[7]、特にStage 3以上で悪いことが報告されています[11]。また、肝生検を行ったNAFLD患者646例を対象としたレトロスペクティブなコホート研究では最大40年間追跡し、線維化の程度がその人の予後を決めるのであり、NASHかどうかは関係ないと結論づけています[12]。

こうした過程で、非侵襲的なエラストグラフィが開発されてきたのですが、MRIを使用したエラストグラフィがない時代に、我々はまず世界で最も普及している超音波エラストグラフィのFibroScanを脂肪肝の測定に使えないかと考え、2005年から検討を始めました。説明書には脂肪肝では測定できないと書かれていたのですが、実際に試してみると肝線維化のステージと意外と良い相関がありました。その後、イタリアやフランスなどからバリデーション結果が報告され、FibroScanは脂肪が溜まっていても、肝臓の硬さを測定できることが知られてきました。しかし、腹水症例では使えない、より正確性が欲しいと考え、当時、MRIで硬さを測るMREをGEと共同で開発したMayo Clinic放射線科のEhman教授のところに見学に行き、当施設でもMREを導入して検討を始めました。実際に、肝生検で得られた線維化StageとMREあるいはFibroScanで得られた肝硬度の相関を検討し、両者を比べてみると、いずれも結果は良好でしたが、Stage 2/3ではMREの識別能がはるかに優れていました（図4）[13]。なおこの結果を記載した論文は、2018年の米国肝臓学会のガイドラインにも引用されました。

NASHではC型肝炎やB型肝炎とは異なり、肝臓内の線維化が非常に不均一に起こるので、実際には肝硬変でも、肝生検やFibroScanでは測定部位によって正常と判断される場合があります。しかしMREでは肝臓の

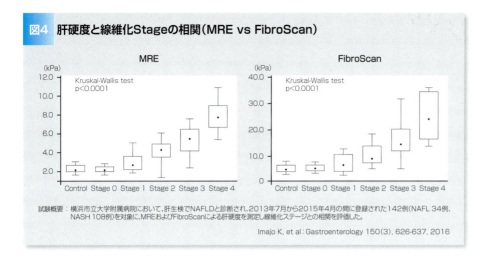

図4 肝硬度と線維化Stageの相関（MRE vs FibroScan）

試験概要：横浜市立大学附属病院において、肝生検でNAFLDと診断され、2013年7月から2015年4月の間に登録された142例（NAFL 34例、NASH 108例）を対象に、MREおよびFibroScanによる肝硬度を測定し線維化ステージとの相関を評価した。

Imajo K, et al：Gastroenterology 150(3), 626-637, 2016

硬さが色で識別でき、肝臓全体の評価ができるため、特に肝硬変かどうか迷う症例では、肝生検やFibroScanを凌駕するパワーを持っていると思います。また、肝臓の硬さ度合いを視覚的に示せるので、全く自覚症状がない患者でも結果を受け入れやすいと思います。

泉　エラストグラフィによる硬度測定時の注意点はありますか。

中島　線維化の影響を受けるほか、炎症や血流うっ滞がある場合、門脈圧亢進症や食後の測定では値が高くなるため注意が必要です。なお、肝脂肪量の定量については、これまで肝生検や核磁気共鳴装置を用いたMRS検査が用いられてきましたが、CAPを内蔵したFibroScanや肝臓内の脂肪沈着を評価するアプリケーションIDEAL-IQを組み込んだMREでは非常に正確に測定できるようになっています。実際に、CAP法を用いたFibroScanとMRI-PDFF法を用いたMREで、NAFLD患者142例に対する肝臓の脂肪化診断能を比べると、いずれの肝脂肪化グレードでもMREのほうがはるかに優れた結果でした[13]。また同様の結果が米国からも報告され[14]、線維化と脂肪の定量はエラストグラフィ、特にMREで正確に定量できるというコンセンサスが得られ、ほぼ国際標準になったと考えています。

NASH/NAFLDに対する新薬の臨床試験はほとんどが国際共同試験で、こうした試験でもエラストグラフィ、特にMREが使用されるようになってきています。一番の課題はいかに国際標準化を行うかです。現在我々は、日米の患者データをプールし、Mayo Clinic、UCサンディエゴの先生方と一緒に論文投稿中で、MRE、FibroScanの硬さの数値と肝生検の結果を、いかに互換性をもって活用していくか検討しています。

泉　本日お話のあったFibroScan、SWE、MREの臨床での位置づけについてはどのようにお考えですか。

中島　MREは非常に正確ですが普及率が今一つで、FibroScanは非常に普及していますが、MREほど正確ではありません。つまり、AccuracyとAccessibilityを兼ね備えた検査装置が登場し、これらを活用した新薬が発売になれば、新しい技術が臨床現場に普及していくだろうと思います。また、治療を行うにあたって患者の絞り込みが重要ですが、私は、現在2,000万人以上いるNAFLD患者を、保険収載されているFIB-4 indexで絞り、M2BGiの線維化マーカーでさらに絞り、そのあと肝臓の硬さに応じてリスク分類し、フォローしていくのが重要だと思います。また、肝臓の線維化のない方・少ない方、中程度の方、進行している方、それぞれをエラストグラフィで分けて経過を追って、肝臓癌を絞り込む[16]、こうした戦略が、今後肝癌の早期発見には重要ではないかと思います。

総合討論

泉　それでは、本日、先生方からご紹介いただいたさまざまな新技術が、医療に与えたインパクトについて考えてみたいと思います。まず脂肪肝は、会社の健康診断や人間ドックで指摘される方が多く、男性では約3割おられます。このうち、将来肝硬変や肝癌のリスクがある人を選び出す基準と、リスクが高い場合の精密検査の勧め方について伺います。飯島先生いかがですか。

飯島　まずは血液検査でAST、ALT値が30IU/Lを超えると、何らかの肝障害があることになると思いますが、一般的には血小板の値かなと思います。20万/μL以下となると線維化の進行を疑い、通常血清線維化マーカーの測定も行っています。

泉　建石先生、いかがですか。

建石　大変難しい問題で、我々はC型肝炎にはかなり経験があり、血小板の値が非常に役立ちますし、ASTやALT値が低い方では病気の進行も遅いのですが、NASHではこれらの値が低くても病気の進行が早かったり、血小板の値が高い人が肝硬変だったりと、今までの経験があまり活かせないケースも多く、よいStrategyを見出せていない状況です。

泉　問題は、脂肪肝だけだと思っていた人に突然大きな癌が見つかることがあるので、どこかで絞り込む必要があると思います。中島先生はFIB-4 indexで絞り込むとのお話でしたが、実際、健診などで肝機能障害が見つかった人に、どういう対応をされていますか。

中島　現在2,000万人以上いるNAFLD患者をいかに

絞り込むか。これはやはりルーチン検査だと思います。FIB-4 indexは、保険の通るASTやALT値、血小板数などから計算できるので、一番いいだろうと提唱しています。ただし、FIB-4 indexで2,000万人を半分程度には絞れますが、陰性的中率だけ高いのでさらに絞り込みが必要です。ただし、最初の絞り込みにはFIB-4 indexが、今の保険制度の中ではいいのではないかと思います。

泉 血液検査では、リスクが高い人を絞り込むことは難しかった。今まではこれが大きな問題でしたが、最近、超音波やMRIを使った新たな技術を使うことで、脂肪肝の中でもよりリスクの高い方の絞り込みが可能になった。これが本日のお話の一番大事なポイントです。その中で、三つの手技が紹介されましたが、飯島先生、最初のSW法について、利点と欠点を簡単にまとめていただけますか。

飯島 Bモードで臓器の形態を見ながら同時に硬さが測れるのが最大の利点で、欠点は手法などがメーカーごとに測定値が異なり標準化できていないことです。この数値以上が肝硬変ですという明確な基準がまだないのが一番の問題点だと思います。

泉 その他に、肝硬度の測定機能が搭載されているのは上位機種で、普通の超音波装置にはまだ装着されていないので、一般開業医や健診センターなどではなかなか導入できないかもしれませんね。

飯島 ですので、健診で使える程度の機種にこの機能が搭載されると、日本だけでなく、世界的にも普及するのではないかと思います。

泉 建石先生からご紹介いただいたFibroScanは、C型肝炎での肝臓の線維化や硬さを見るには非常に有効である一方、肥満や腹水症例では測定しにくかったのですが、こうした欠点は、現在どのように克服されているでしょうか。

建石 プローブが2種類に増え、異なる周波数でも使えるようになったので、これからはNASH患者に使用する機会が多くなると思います。高度肥満の方でも正確に測定できるようになったのは大きな進歩です。FibroScanの強みは一番歴史が長く、データが充実しており、簡便である点です。中島先生が先ほどお話しされた通り、比較的安価で簡便に測れるという点では入り口を分担するのがふさわしい器械だと思います。検診などで広く浅くいろいろな方に使っていただき、少し結果が怪しい場合は、より精密な検査を受けていただく戦略がいいのではないでしょうか。

泉 FibroScanの場合、これまでどこに音波が当たっているのかわからなかったのですが、これと超音波を組み合わせると音波が当たったところがわかるので精度がより向上するでしょうか。

建石 それはその通りで、保険上でも超音波の検査をしたあとにFibroScanでの測定を行うようになっています。その点では少し操作が煩雑になりますが、一体型であれば、超音波検査の後そのままFibroScanができるので、非常に便利だと思います。

泉 FibroScanの良さは、誰が測定しても再現性があり、値が安定している点です。MREについては近年進歩が著しく、特に肝臓全体が見えるので、肝臓の線維化が不均一であってもうまく測定できるのが利点だと思います。中島先生、MREの利点について何かご意見はありますか。

中島 建石先生がおっしゃったように、硬さをみる点では、汎用性からいうとFibroScan、脂肪がどの程度落ちたか、硬さがどの程度改善したかという評価にはMREが最も正確だと思います。ただ、実臨床での薬の効果を評価するには、薬の薬効にもよりますが、今後さらに検討していく必要があると思います。

泉 今後、脂肪肝から線維化が進み、肝硬変になる患者に対する治療薬が登場するとなると、治療対象をきちんと絞り込む必要があると思います。FibroScanでは肝臓の脂肪化も測定できるというお話でしたが、建石先生、ばらつきはどうですか。

建石 肝弾性値よりCAP値の方が、少しばらつきが大きい印象です。ただ、どの程度脂肪肝が改善したかを数字で示すと非常にやる気が出てくるので、患者のやる気を喚起するためにもCAP値を時々測定し、体重と脂肪肝の推移を観察していただく。そういう意味で安価なのもいいですし、CAPの搭載意義が活きる道ではないかと思います。

泉 これまで皮下脂肪のようなイメージだった脂肪肝から、肝硬変、肝癌になる人がいる。これを見分けることは非常に重要なテーマです。今後こうした疾患に対する治療薬が登場すると、各種診断技術にも、さらに大きな進歩があると思われます。非侵襲的な方法で脂肪肝や肝線維化を診断する新しい技術に関し、最近非常に大きな進歩がありつつある現状についてお話を伺いました。

本日はありがとうございました。

文献

1) 国立がん研究センターがん情報サービス『がん登録・統計』最新がん統計, 2018年4月4日
2) Bedossa P, et al：Hepatology 38(6), 1449-1457, 2003
3) Castéra L, et al：Gastroenterology 128(2), 343-350, 2005
4) European Association for Study of Liver：J Hepatol 63(1), 237-264, 2015
5) Masuzaki R, et al：Hepatology 49(6), 1954-1961, 2009
6) Aoki T, et al：J Gastroenterol 52(1), 104-112, 2017
7) Angulo P, et al：Gastroenterology 149(2), 389-397, 2015
8) El-Serag HB, et al：Gastroenterology 126(2), 460-468, 2004
9) Nakamura J, et al：J Diabetes Investig 8(3), 397-410, 2017
10) Younossi ZM, et al：Hepatology 64(1), 73-84, 2016
11) Loomba R, et al：Gastroenterology 149(7)：1784-1793, 2015
12) Hagström H, et al：J Hepatol 67(6),1265-1273, 2017
13) Imajo K, et al：Gastroenterology 150(3), 626-637, 2016
14) Park CC, et al：Gastroenterology 152(3), 598-607, 2017
15) Yoneda M, et al：J Gastroenterol 2018 in press

連載 若手に役立つ議論・オピニオンリーダーからのメッセージ

症例提示と診断
IgG4関連硬化性胆管炎(IgG4-SC)

窪田 賢輔
横浜市立大学附属病院内視鏡センター*

はじめに

IgG4関連硬化性胆管炎（IgG4 related sclerosing cholangitis：IgG4-SC）は，ステロイド治療に反応する良性疾患である[1]。原発性硬化性胆管炎（primary sclerosing cholangitis：PSC），肝門部胆管癌と鑑別を要することがあり，さらに原因が明らかな二次性硬化性胆管炎を除外する必要がある[2]。多くは自己免疫性膵炎（autoimmune pancreatitis：AIP）を合併する[1,2]。一方，AIP非合併のIgG4-SC単独例（isolated IgG4-SC）も，稀であるが存在する[3]。Isolated IgG4-SCでは生検診断が困難な背景から，ステロイドトライアルが有用である[4]。これらIgG4-SCの予後は良好であることが推察されている[1,5]。

I. IgG4-SC

IgG4-SCは血中IgG4値の上昇，病変局所の線維化と，IgG4陽性形質細胞の著しい浸潤などを特徴とする，原因不明の硬化性胆管炎であり[6]，アレルギー機序が背景にあるとされる原因不明の良性疾患である。病変は多くが連続性であり，胆道の間質に病変の首座がある[6]。IgG4陽性リンパ・形質細胞が主に粘膜下に浸潤する。さらに診断に有用な閉塞性静脈炎の所見は，間質に存在するため，通常行われる内視鏡生検や，細径の生検針を用いた肝生検単独のみではIgG4-SCの診断は困難である[6]。一方，その90～95%以上がAIPを合併する[1,2,6]。IgG4-SCはIgG4関連疾患（IgG4-RD）の胆道の部分症とされている。このため診断に際し，胆道外疾患であるAIPは無論，IgG4関連ミクリッツ病，後腹膜線維症の存在も重要である[2]。臨床的には60～80歳の男性に好発し，閉塞性黄疸で発症することが多い[1,2]。

II. IgG4関連硬化性胆管炎診断基準2012[2,7]

厚生労働省IgG4関連全身硬化性疾患の診断法の確立と治療方法の開発に関する研究班，厚生労働省難治性の肝胆道疾患に関する調査研究班および，日本胆道学会により作成された診断基準[2,7]を示す。

A. 診断項目
1. 胆道画像検査にて肝内・肝外胆管にびまん性，あるいは限局性の特徴的な狭窄像と壁肥厚を伴う硬化性病変を認める。
2. 血液学的に高IgG4血症（135mg/dL以上）を認める。
3. 自己免疫性膵炎，IgG4関連涙腺・唾液腺炎，IgG4関連後腹膜線維症のいずれかの合併を認める。
4. 胆管壁に以下の病理組織学的所見を認める。
   ①高度なリンパ球，形質細胞の浸潤と線維化
   ②強拡1視野あたり10個を超えるIgG4陽性形質細胞浸潤
   ③花筵状線維化（storiform fibrosis）
   ④閉塞性静脈炎（obliterative phlebitis）

オプション：ステロイド治療の効果

胆管生検や超音波内視鏡下穿刺吸引法（Endoscopic ultrasound-guided fine needle aspiration：EUS-FNA）を含む精密検査のできる専門施設においては，胆管癌や膵癌などの悪性腫瘍を除外後に，ステロイドによる治療効果を診断項目に含むことができる。

Kensuke Kubota
Endoscopic Unit, Yokohama City University Hospital

＊横浜市金沢区福浦3-9（045-787-2800）〒236-0004

図1 肝門部胆道狭窄を呈する3疾患の胆管像

A：IgG4-SCの胆管像
70歳男性。閉塞性黄疸で発症。右肝管と膵内胆管に狭窄を認めた。前者は3cmの長い狭窄像を呈した。血清IgG4は170mg/dLであった。

B：PSCの胆管像
50歳女性。掻痒感で発症した。肝内に多発する狭窄像が総胆管にもsegmentalの狭窄像を認めた。IgG4-SCと比較し、短い狭窄像を呈する。血清IgG4は100mg/dLであった。

C：肝門部胆管癌の胆管像
60歳男性。閉塞性黄疸で発症した。肝門部に長い閉塞像を認めた。血清IgG4は30mg/dLであった。

A：IgG4-SC
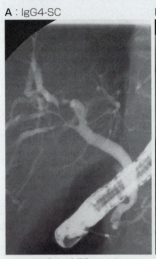
IgG4=170mg/dL

B：PSC
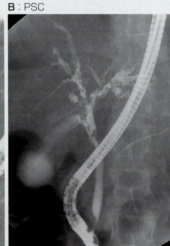
IgG4=100mg/dL

C：Klatskin tumor
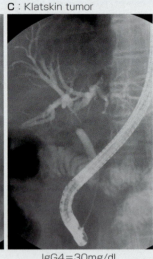
IgG4=30mg/dL

B．診断

Ⅰ．確診：1＋3，1＋2＋4①②，4①②③，4①②④

Ⅱ．準確診：1＋2＋オプション

Ⅲ．疑診：1＋2

ただし，胆管癌や膵癌などの悪性疾患，原発性硬化性胆管炎や原因が明らかな二次性硬化性胆管炎を除外することが必要である。診断基準を満たさないが，臨床的にIgG4関連硬化性胆管炎が否定できない場合，安易にステロイド治療を行わずに専門施設に紹介することが重要である。

Ⅲ．IgG4-SCの分類：Nakazawaらによる胆管像分類[8]

胆管像はERCP所見で判断するのが望ましい。肝門部胆管狭窄を呈した症例を示す(図1)。IgG4-SCの胆管像については，3mm以上のsegmental stricture，10mm以上のlong stricture with pre-stenotic dilatation，下部胆管の狭窄の三つが特徴的である[8]。ERCPでは詳細・微細な胆管・膵管所見を確認できる。同時にPSC，癌と鑑別に有用なIDUS (intraductal ultrasonography)，癌との鑑別に有用な内視鏡生検が可能である。一方，MRCPは前者と比較し，精度が低く，とくに膵管狭細像の診断は限界がある。IgG4-SCの分類については，AIP併存の有無が重要である。Nakazawaらによる Type 1は，膵内胆管の狭窄像であり，膵頭部癌，下部胆管癌との鑑別が必要である。Type 2はType 1と肝門部胆管に狭窄を多発し，PSCとの鑑別が必要である。Type 3はType 1と肝門部胆管に狭窄を示す胆管像で，肝門部胆管癌と鑑別を有するが，AIPを診断できれば鑑別は容易となる。Type 4は最も診断が困難であり，Type 1を伴わない肝門部胆道狭窄を呈する病変で，肝門部胆管癌との鑑別が重要である。

IgG4-SCの多くはAIPを合併するため，AIPに典型的な膵腫大を認めれば，IgG4-SCの診断は容易である。またAIPを合併しない場合は，膵内胆管型（distal type）と肝門部型（proximal type）に分類できる。Distal typeについてはNakazawaらが報告している[9]。一方，proximal typeについては症例が散見される程度であり，これまで50症例が英文で報告されているに過ぎない（独自に集計，未発表データ）。

Ⅳ．診断のポイント

US，IDUS，EUSによる超音波画像では，胆道

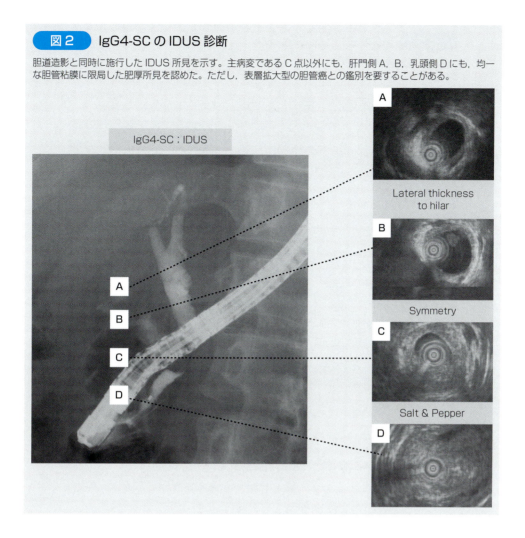

図2 IgG4-SC の IDUS 診断

胆道造影と同時に施行した IDUS 所見を示す。主病変である C 点以外にも，肝門側 A，B，乳頭側 D にも，均一な胆管粘膜に限局した肥厚所見を認めた。ただし，表層拡大型の胆管癌との鑑別を要することがある。

粘膜と，膵の観察が可能である。IgG4-SC 診断において重要な点は，胆管像が一見正常にみえる部分にも連続性に粘膜病変が肝側・乳頭側に広がっている所見である[10, 11)]。

US：低エコーの均一な肥厚を主体とした，高低高の三層構造を呈する胆管壁肥厚像が特徴的である[10)]。

IDUS：肝内胆管から，十二指腸乳頭部まで連続性・対称性の粘膜病変を操作可能であり，その際，胆管粘膜内に点状高エコースポットを伴うことがある[11, 12)]（図2）。

EUS：肝門部から膵内胆管まで，連続性・対称性の壁肥厚像を認め，IDUS 所見を代用できる可能性がある（図3）[13)]。

内視鏡所見：膵頭部に AIP を合併する場合は，十二指腸乳頭部が粘膜下腫瘍様に腫大し，その表面血管が NBI（narrow band imaging）で強調されることがある（図4）[14)]。

CT（MRI）：連続性・対称性の胆管壁肥厚像を呈し，造影 CT で粘膜は濃染し，遅延層で中心がドーナツ状に抜ける所見が特徴的な可能性がある（図5）[15)]。

POCS（経口胆道鏡）：胆管内腔に蛇行した異常血管の増生を認めるとされている[16)]。

鑑別診断―画像診断：IgG4-SC の診断で，重要なのは IgG4-SC を認識することである。血液・生化学データでは，血清 IgG4 値（＞135mg/dL）の診断基準値の2倍値である 270mg/dL で，正診率が上昇する。PSC との全国 study では PSC でも血清 IgG4 値陽性例が 12.9％であった[5)]。

Ⅴ．病理診断

内視鏡生検・胆汁細胞診：癌の診断に有用であるが，癌の否定は不能である。さらに生検のみでは IgG4-RD の診断は不能である。前述の病理診断基準では，診断項目のせいぜい①②のみの診断が可能であり，切除標本でのみ③④の診断は可能となる。

肝生検：とくに肝内胆管に病変がある場合，21～60％が診断可能であった[17)]。

切除：唯一単独で，IgG4-SC の診断可能な方法である。

図3　IgG4-SC の EUS 診断

肝門部から膵内胆管まで連続性・対称性の壁肥厚像を認め，IDUS 所見を代用できる可能性がある[13]。

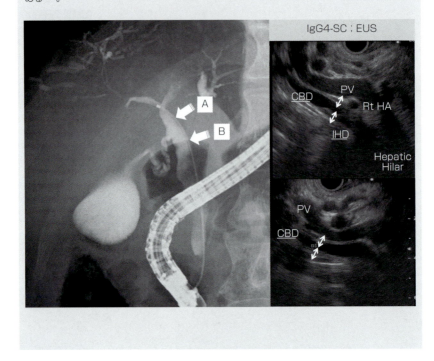

図4　IgG4-SC の十二指腸乳頭部所見

膵頭部に AIP を合併する場合は，十二指腸乳頭部が粘膜下腫瘍様に腫大し，表面血管が NBI で強調されることがあり，補助診断として有用な可能性がある[14]。

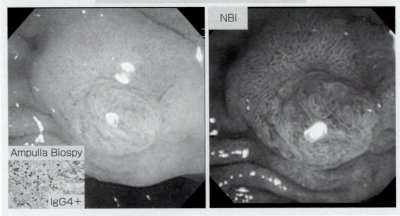

Ⅵ. ステロイドトライアル

　診断項目が①②を満たすが，AIP を含む胆管外病変がない場合に，最も IgG4-SC の診断に苦慮する。胆道に長い狭窄を認め，内視鏡生検で悪性所見が得られず，リンパ・形質細胞浸潤が示唆された場合は，診断的治療としてステロイドトライアル（通常 0.5mg/kg を 2 週間）は容認される[4]。

Ⅶ. 治療

　ステロイドによる高い寛解率が得られる。しかし再燃は高いことが示唆されている。AIP は維持療法が再燃抑制に有効であり，同様に IgG4-SC でも維持療法が推奨される。

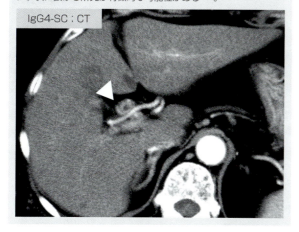

図5　IgG4-SC の造影 CT 像
造影 CT で胆道粘膜は均一に肥厚・濃染し，遅延層で中心がドーナツ状に抜ける所見が特徴的な可能性がある[15]。

VIII．予後・再燃・癌化

長期成績，胆管癌のリスクは明らかでないが，これまで3年以内の短期間の観察研究では，おおむね良好な可能性が示唆されている[5]。

おわりに

IgG4-SC の診断は，多くの場合，AIP を合併することから容易である。この疾患概念を認識し，臨床診断基準を把握しておくことが肝要である。肝門部胆管狭窄症例に遭遇し，とくに癌との鑑別診断に悩む場合，まず血清 IgG4 値を把握し，合併頻度の高い AIP を意識する。現在，厚生労働省岡崎班において，IgG4 関連硬化性胆管炎の診療ガイドラインが作成中である。

参考文献

1) Ghazale A, Chari ST, Zhang L, et al : Immunoglobulin G4-associated cholangitis : clinical profile and response to therapy. Gastroenterology 134 : 706-715, 2008
2) Ohara H, Okazaki K, Tsubouchi H, et al : Clinical diagnositic criteria of IgG4-related sclerosing choangitis 2012. J Hepatobiliary Pancreat Sci 19 : 536-542, 2012
3) Graham RP, Smyrk TC, Chari ST, et al : Isolated IgG4-related sclerosing cholangitis : a report of 9 cases. Hum Pathol 45 : 1722-1729, 2014
4) Iwasaki S, Kamisawa T, Koizumi S, et al : Assessment in steroid trial for IgG4-related sclerosing cholangitis. Adv Med Sci 60 : 211-215, 2015
5) Tanaka A, Tazuma S, Okazaki K, et al : Clinical Features, Response to Treatment, and Outcomes of IgG4-Related Sclerosing Cholangitis. Clin Gastroenterol Hepatol 15 : 920-926, 2017
6) Zen Y, Harada K, Sasaki M, et al : IgG4-related sclerosing cholangitis with and without hepatic inflammatory pseudotumor, and sclerosing pancreatitis-associated with scrlerosing cholangitis : do they belong to a spectrum of sclerosing pancreatitis? Am J Surg Pathol 28 : 1193-1203, 2004
7) 岡崎和一，川茂幸，乾和郎，他：IgG4 関連硬化性胆管炎臨床診断基準 2012．胆道 26：59-63，2012
8) Nakazawa T, Ohara H, Sano H, et al : Schematic classification of sclerosing cholangitis with autoimmune pancreatitis by cholangiography. Pancreas 32 : 229, 2006
9) Nakazawa T, Ikeda Y, Kawaguchi Y, et al : Isolated intrapancreatic IgG4-related sclerosing cholangitis. World J Gastroenterol 21 : 1334-1343, 2015
10) Koyama R, Imamura T, Okuda C, et al : Ultrasonographic imaging of bile duct lesions in autoimmune pancreatitis. Pancreas 37 : 259-264, 2008
11) Naitoh I, Nakazawa T, Ohara H, et al : Endoscopic transpapillary intraductal ultrasonography and biopsy in the diagnosis of IgG4-related sclerosing cholangitis. J Gastroenterol 44 : 1147-1159, 2009
12) Kubota K, Kato S, Uchiyama T, et al : Discrimination between sclerosing cholangitis-associated autoimmune pancreatitis and primary sclerosing cholangitis, cancer using intraductal ultrasonography. Dig Endosc 23 : 10-16, 2011
13) Iwasaki A, Sato T, Hosono K, et al : Tu1486 Can Endoscopic Ultrasonography Performed As an Outpatient Procedure Enable a Differential Diagnosis Between Hilar-Type Igg4-Related Sclerosing Cholangitis and Klatskin Tumor? Gastrointest Endosc 85 : AB647, 2017
14) Kamisawa T, Tu Y, Nakajima H, et al : Usefulness of biopsying the major duodenal papilla to diagnose autoimmune pancreatitis : a prospective study using IgG4-immunostaining. World J Gastroenterol 12 : 2031-2033, 2006
15) Yata M, Suzuki K, Furuhashi N, et al : Comparison of the multidetector-row computed tomography findings of IgG4-related sclerosing cholangitis and extrahepatic cholangiocarcinoma. Clin Radiol 71 : 203-210, 2016
16) Itoi T, Kamisawa T, Igarashi Y, et al : The role of peroral video cholangioscopy in patients with IgG4-related sclerosing cholangitis. J Gastroenterol 48 : 504-514, 2013
17) 内藤格，大原弘隆，中沢貴宏，他：IgG4 関連硬化性胆管炎と PSC の鑑別はどこまで可能となったか？ 肝胆膵 73：533-539，2016

2005年に発刊された『急性胆管炎・胆嚢炎の診療ガイドライン』の改訂版！
TG13のモバイルアプリ(iphone,iPad,Android対応)がダウンロードできます!!

TG13新基準掲載！ ［第2版］
急性胆管炎・胆嚢炎 診療ガイドライン2013

急性胆管炎・胆嚢炎診療ガイドライン改訂出版委員会

日本腹部救急医学会，日本肝胆膵外科学会，日本胆道学会，日本外科感染症学会，日本医学放射線学会

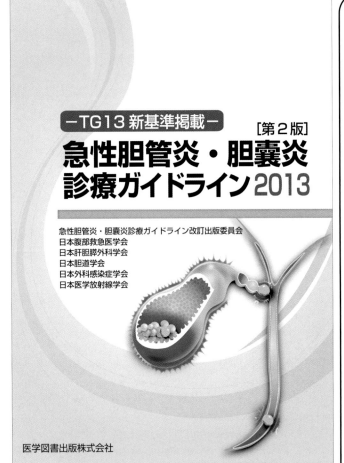

サイズ・頁数：A4版・195頁
定価（本体　4,500円＋税）
ISBNコード:978-4-86517-000-9

[目次]
序文
評価委員の言葉
第Ⅰ章　クリニカルクェスチョン一覧
第Ⅱ章　本ガイドライン改訂の必要性と作成方法
第Ⅲ章　定義・病態
第Ⅳ章　急性胆管炎・胆嚢炎診療フローチャートと基本的初期治療
第Ⅴ章　急性胆管炎の診断基準と重症度判定基準・搬送基準
第Ⅵ章　急性胆嚢炎の診断基準と重症度判定基準・搬送基準
第Ⅶ章　急性胆管炎・胆嚢炎に対する抗菌薬療法
第Ⅷ章　急性胆管炎に対する胆管ドレナージの適応と手技
第Ⅸ章　急性胆嚢炎に対する胆嚢ドレナージの適応と手技
第Ⅹ章　急性胆嚢炎―手術法の選択とタイミング―
第Ⅺ章　その他の胆道炎
第Ⅻ章　急性胆管炎・胆嚢炎診療ガイドラインの評価
　　　　― DPCデータを用いた解析より―
第XIII章　急性胆管炎・胆嚢炎診療バンドル
索　引
付　録

詳しくは▶URL：http://www.igakutosho.co.jp　または、医学図書出版　で　検索

医学図書出版株式会社

〒113-0033　東京都文京区本郷2-29-8（大田ビル）
TEL：03-3811-8210　FAX：03-3811-8236
URL：http://www.igakutosho.co.jp
E-mail：info@igakutosho.co.jp

2013.4

連載 若手に役立つ議論・オピニオンリーダーからのメッセージ

症例提示と診断
原発性硬化性胆管炎の診断

中沢 貴宏
名古屋第二赤十字病院消化器内科*

はじめに

原発性硬化性胆管炎（PSC）は病理学的に慢性炎症と線維化を特徴とする慢性の胆汁うっ滞をきたす疾患であり、進行すると肝内外の胆管にびまん性の狭窄と壁肥厚が出現する。病因は不明である。胆管上皮側に強い炎症が発症し、通常は胆管上皮が障害される。診断においてはIgG4関連硬化性胆管炎、2次性の硬化性胆管炎、悪性腫瘍を除外することが重要である。

I. 診断基準

従来よりMayo Clinicより提唱された診断基準が世界中で使用されてきたが[1]、わが国の実情に合わない点が指摘されてきた。また、PSCは厚生労働省により難病に指定されたため、わが国の実情に合ったPSCの診断基準の作成が急務と考えられる。そこで厚生労働省の難治性肝・胆道疾患研究班の肝内結石症・硬化性胆管炎分科会において、2015年に行われたPSCの全国アンケート調査の結果を参考にPSCの診断基準が作成された[2]。

胆管自体に直接関係のある大項目二つと胆管と直接関係のない小項目二つからなるPSCの診断基準を作成した（表1）[2, 3]。確診と準確診をPSCと診断する。

PSCに特徴的な胆管像を呈する場合は、ALPの上昇、炎症性腸疾患の合併、肝生検でonion skin lesionの所見、いずれかを満たせば確診とする。PSCに特徴的な胆管像のみの場合は準確診とする。

胆管狭窄が多発しているがPSCに特徴的な胆管像を呈しない場合はALPの上昇、炎症性腸疾患の合併、肝生検でonion skin lesionの所見、すべてを認める場合を確診とする。ALPの上昇と炎症性腸疾患の合併、またはALPの上昇と肝生検でonion skin lesionを認める場合、炎症性腸疾患の合併と肝生検でonion skin lesionを認める場合を準確診とする。炎症性腸疾患の合併または肝生検でonion skin lesionのいずれか一方しか認めない場合を疑診とする。

表1 2016年原発性硬化性胆管炎診断基準 厚生労働省難治性肝・胆道疾患に関する調査研究班（滝川班）（文献3より引用改変）

【原発性硬化性胆管炎の疾患概念】
　原発性硬化性胆管炎は病理学的に慢性炎症と線維化を特徴とする慢性の胆汁うっ滞をきたす疾患であり、進行すると肝内外の胆管にびまん性の狭窄と壁肥厚が出現する。病因は不明である。胆管上皮に強い炎症が惹起され、胆管上皮障害が生ずる。診断においてはIgG4関連硬化性胆管炎、発症の原因が明らかな2次性の硬化性胆管炎、悪性腫瘍を除外することが重要である。
　我が国における原発性硬化性胆管炎の診断時年齢分布は2峰性を呈し、若年層では高率に炎症性腸疾患を合併する。
　持続する胆汁うっ滞の結果、肝硬変、肝不全に至ることがある。有効性が確認された治療薬はなく肝移植が唯一の根治療法である。

【原発性硬化性胆管炎の診断基準】
IgG4関連硬化性胆管炎、発症の原因が明らかな2次性の硬化性胆管炎、胆管癌などの悪性腫瘍を除外することが必要である。
A. 診断項目
　I. 大項目
　　A. 胆管像
　　　1) 原発性硬化性胆管炎に特徴的な胆管像の所見を認める。
　　　2) 原発性硬化性胆管炎に特徴的な胆管像の所見を認めない。
　　B. アルカリフォスファターゼ値の上昇
　II. 小項目
　　a. 炎症性腸疾患の合併
　　b. 肝組織像（線維性胆管炎/onion skin lesion）
B. 診断

A.1)+B	確診	A.2)+B+a+b	確診
A.1)+a	確診	A.2)+B+a	準確診
A.1)+b	確診	A.2)+B+b	準確診
A.1)	準確診	A.2)+a+b	準確診
		A.2)+a	疑診
		A.2)+b	疑診

上記による確診・準確診のみを原発性硬化性胆管炎として取り扱う。

Takahiro Nakazawa
Department of Gastroenterology Japanese Red Cross Nagoya Daini Hospital

*名古屋市昭和区妙見町2-9（052-832-1121）〒466-8650

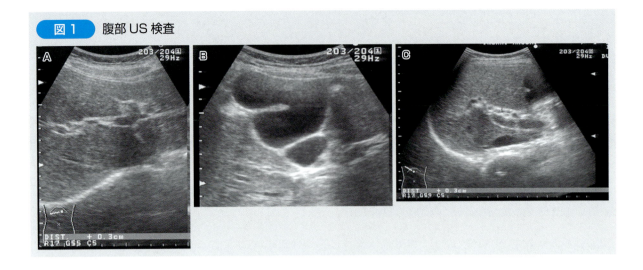

図1 腹部US検査

Ⅱ. 診断の実際

PSCを疑う血液学的所見としてはアルカリフォスファターゼの上昇である。Mayo Clinicの診断基準では胆汁うっ滞の定義はALPが6ヵ月以上にわたり正常値の2〜3倍に上昇することと記載されているが[1]，最近の日本の全国調査ではALPが正常値の2倍以内の症例が46%を占めた[4]。またウルソデオキシコール酸の投与によりALPの値は速やかに低下することを注意すべきである。

自己免疫性肝炎（AIH）のoverlapは若年者と小児のPSCに多いとされる[5〜7]。基準値上限の5倍以上のトランスアミナーゼの上昇や抗核抗体や抗平滑筋抗体などの自己抗体陽性を認める場合はAIHを示唆する所見である。小児のPSCにおいてはALPが骨の成長とともに上昇するため，胆汁うっ滞の指標としてはγ-GTPで確認することが推奨される[5, 8]。

診断にあたっては，まずIgG4関連の硬化性胆管炎[9]，2次性の硬化性胆管炎を除外することが大切である。以下はPSCの画像診断を中心に症例の提示と解説を行う。

Ⅲ. 症例提示

1. 症例1

42歳女性。健診で肝障害を指摘され受診となった。腹部US上肝内胆管の部分的な拡張（図1A），胆嚢の腫大（図1B），総肝管の壁の肥厚（図1C）を認めた。原発性硬化性胆管炎を疑いDIC-CT，ERCPを施行した。DIC-CTでは拡張した左肝内胆管と一部数珠状の肝内胆管を認めた（図2A）。ERCPにて膵管に異常を認めず，肝外胆管が数珠状，右肝管の描出不良，左肝内胆管の拡張を認めた（図2A）。大腸内視鏡を施行すると上行結腸に多発潰瘍瘢痕を認めたが，左側大腸は血管透過性が保たれていた（図3A）。半年後の大腸内視鏡検査では多発潰瘍とびらんが散在し，潰瘍性大腸炎の活動期の所見であった（図3B）。肝生検では胆管周囲の線維化(onion skin lesion)を認めた（図4）。本症例は前述のPSC診断基準を用いるとA1), B, Ⅱa, Ⅱbのすべてを満たしPSC確診であった。

2. 症例1の考察

血液生化学検査で胆汁うっ帯を認めたときは，閉塞性黄疸の鑑別のためにまず腹部US，腹部CT，MRIを施行する。肝内外の胆管の拡張，胆管壁の肥厚，胆嚢腫大を認めたときは硬化性胆管炎を疑う所見である。本症例のように腹部US検査でもPSCを疑うことは可能である。

肝内外に多発するびまん性の壁肥厚を伴った胆管狭窄像がPSCの特徴である。胆管像はMRCP，ERCPなどで診断する。胆管像においては帯状狭窄，数珠状所見，憩室様所見が特徴的である（図5）[10]。剪定状所見，毛羽立ち様所見も診断の参考になる[10]（図5）。

数珠状所見が多発する場合など典型的な画像所見を呈する場合はMRCPで診断可能であるが，MRCPで診断が不可能な場合はERCPを施行することになる。海外では侵襲性の高いERCPは施行せずにMRCPのみで診断する傾向にある[11〜13]。

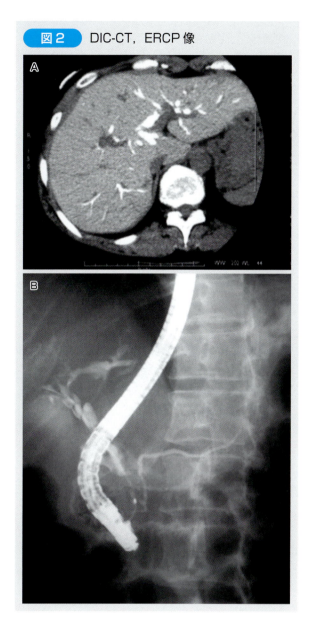

図2 DIC-CT, ERCP像

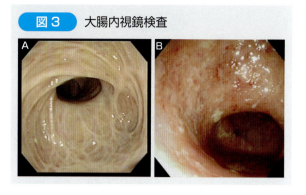

図3 大腸内視鏡検査

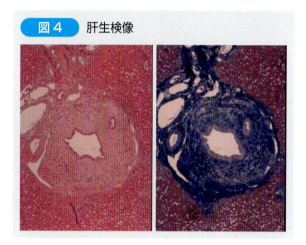

図4 肝生検像

MRCPの精度が向上したこと，ERCPと比較して侵襲性が低いこと，コストが低いことなどの理由でまずMRCPを施行すべきである．黄疸がなければ本症例のようにDIC-CTの所見も診断に有用である．

PSCは炎症性腸疾患を高率に合併すると報告されている[14, 15]．比較的症状に乏しく，深部大腸に所見が強いため大腸内視鏡で診断することが推奨される．罹患範囲は全結腸型が最も多いが，右側結腸に炎症が強い所見，rectal sparing，back-wash ileitisが特徴的と報告されている．本症例のように深部大腸に潰瘍性大腸炎様の所見を認めるとPSCの確定診断に大変役立つ．

本症例では肝生検で典型的なfibrous cholangitis（fibrous obliterative cholangitis, onion skin lesion）を認めたが，他の疾患においても同様な所見がみられる場合があり解釈には注意を要する[16]．またこれらの所見が得られる頻度は高くなく，他の肝，胆道疾患を除外することが重要である．肝生検はsmall duct PSCやAIHのoverlapを診断する際には重要であるが，画像診断で診断が確定する場合は肝生検の必要はない．

3. 症例2

73歳男性．胆道系酵素の上昇を指摘され受診となった．MRCPにて肝内外の胆管に数珠状の所見を認めた（図6）．超音波内視鏡にて肝外胆管の壁は肥厚し胆管狭窄部の周囲には線維化を反映したhigh echoを認めた（図7）．ERCPにて右肝管起始部の狭窄と肝外胆管の数珠状所見を認めた（図8A）．管腔内超音波検査では左右非対称の壁肥厚を認め，憩室様突出（図8B矢印）も認めた（図8C）．本症例は前述のPSC診断基準を用いるとA，Bを満たしPSC確診であった．

4. 症例2の考察

PSCの胆管壁の肥厚はCT，体外式US，EUS，IDUSなどで診断する．総胆管の壁厚は正常コン

図5 胆管像によるIgG4関連硬化性胆管炎と原発性硬化性胆管炎の比較（文献1より引用）

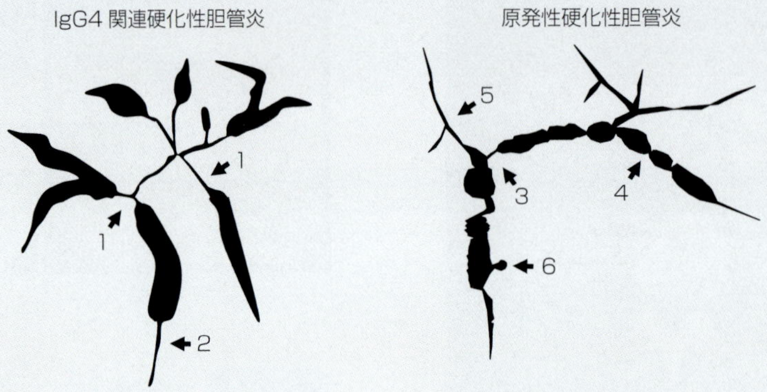

1. 比較的長い狭窄とその上流の単純拡張 (dilation after confluent stricture)
2. 下部胆管の狭窄 (stricture of lower common bile duct)
3. 帯状狭窄 (band-like stricture)
4. 数珠状所見 (beaded appearance)
5. 剪定状所見 (pruned-tree appearance)
6. 憩室様突出 (diverticulum-like outpouching)

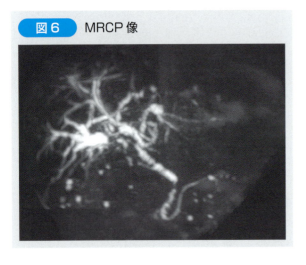

図6 MRCP像

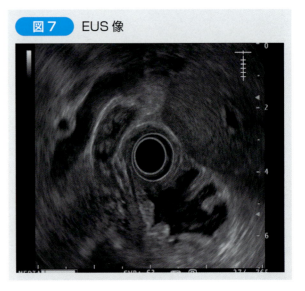

図7 EUS像

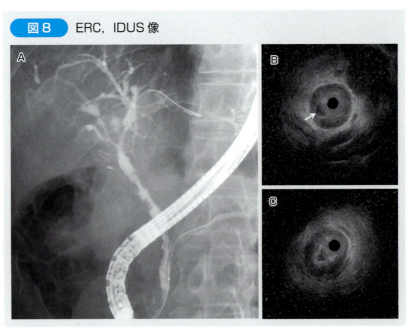

図8 ERC, IDUS像

トロールでは 0.8±0.4mm，総胆管結石では 0.8±0.4mm に対して PSC では 2.5±0.8mm と有意に厚いと報告されている[17]。胆管壁の肥厚は CT，体外式 US でも検出できるが質的な診断までは難しい。胆管癌や IgG4 関連硬化性胆管炎との鑑別は EUS でもある程度可能である。PSC では胆管壁の肥厚がびまん性にみられるが IgG4 関連硬化性胆管炎でも同様な所見が認められるので診断には注意を要する。本症例のように肝外胆管にも炎症を認める場合は EUS で壁肥厚の状態を評価できる場合がある。また ERCP を施行する場合は PSC の特徴を管腔内超音波検査でとらえることができる場合がある[18]。IgG4 関連硬化性胆管炎では胆管壁全層に炎症が発生するが胆管上皮は保たれている場合が多い。一方 PSC は胆管上皮側に炎症が強く胆管上皮が障害されることが多い。さらに IDUS では本症例のように憩室様突出が高率に描出されると報告されている[18]。

参考文献

1) Lindor KD, LaRusso NF : Primary sclerosing cholangitis. In : Schiff's disease of the liver, (Schiff ER, Sorrell MF, Maddrey WC, eds), 9th ed., 673-684, JB Lippincott, Philadelphia, 2003
2) Nakazawa T, Notohara K, Tazuma S, et al : The 2016 diagnostic criteria for primary sclerosing cholangitis. J Gastroenterol 52 : 838-844, 2017
3) 厚生労働省難治性肝・胆道疾患に関する調査研究班（滝川班）編：2016 年原発性硬化性胆管炎診断基準．http://www.hepatobiliary.jp/uploads/files/PSC診断基準（日本語版）_2017.pdf
4) Tanaka A, Tazuma S, Okazaki K, et al : Nationwide survey for primary sclerosing cholangitis and IgG4-related sclerosing cholangitis in Japan. J Hepatobiliary Pancreat Sci 21 : 43-50, 2014
5) Lindor KD, Kowdley KV, Harrison ME, et al : ACG Clinical Guideline : Primary Sclerosing Cholangitis. Am J Gastroenterol 110 : 646-659, 2015
6) Gregorio GV, Portmann B, Karani J, et al : Autoimmune hepatitis/sclerosing cholangitis overlap syndrome in childhood : a 16-year prospective study. Hepatology 33 : 544-553, 2001
7) Al-Chalabi T, Portmann BC, Bernal W, et al : Autoimmune hepatitis overlap syndromes : an evaluation of treatment response, long-term outcome and survival. Aliment Pharmacol Ther 28 : 209-220, 2008
8) Chapman R, Fevery J, Kalloo A, et al : Diagnosis and management of primary sclerosing cholangitis. Hepatology 51 : 660-678, 2010
7) Ohara H, Okazaki K, Tsubouchi H, et al : Clinical diagnostic criteria of IgG4-related sclerosing cholangitis 2012. J Hepatobiliary Pancreat Sci 19 : 536-542, 2012
10) Nakazawa T, Ohara H, Sano H, et al : Cholangiography can discriminate sclerosing cholangitis with autoimmune pancreatitis from primary sclerosing cholangitis. Gastrointest Endosc 60 : 937-944, 2004
11) Tokala A, Khalili K, Menezes R, et al : Comparative MRI analysis of morphologic patterns of bile duct disease in IgG4-related systemic disease versus primary sclerosing cholangitis. AJR Am J Roentgenol 202 : 536-543, 2014
12) Nolz R, Asenbaum U, Schoder M, et al : Diagnostic workup of primary sclerosing cholangitis : the benefit of adding gadoxetic acid-enhanced T1-weighted magnetic resonance cholangiography to conventional T2-weighted magnetic resonance cholangiography. Clin Radiol 69 : 499-508, 2014
13) Ruiz A, Lemoinne S, Carrat F, et al : Radiologic course of primary sclerosing cholangitis : assessment by three-dimensional magnetic resonance cholangiography and predictive features of progression. Hepatology 59 : 242-250, 2014
14) Nakazawa T, Naitoh I, Hayashi K, et al : Inflammatory bowel disease of primary sclerosing cholangitis : a distinct entity? World J Gastroenterol 20 : 3245-3254, 2014
15) Sano H, Nakazawa T, Ando T, et al : Clinical characteristics of inflammatory bowel disease associated with primary sclerosing cholangitis. J Hepatobiliary Pancreat Sci 18 : 154-161, 2011
16) Ludwig J, Czaja AJ, Dickson ER, et al : Manifestations of nonsuppurative cholangitis in chronic hepatobiliary diseases : morphologic spectrum, clinical correlations and terminology. Liver 4 : 105-116, 1984
17) Mesenas S, Vu C, Doig L, et al : Duodenal EUS to identify thickening of the extrahepatic biliary tree wall in primary sclerosing cholangitis. Gastrointest Endosc 63 : 403-408, 2006
18) Naitoh I, Nakazawa T, Hayashi K, et al : Comparison of intraductal ultrasonography findings between primary sclerosing cholangitis and IgG4-related sclerosing cholangitis. J Gastroenterol Hepatol 30 : 1104-1109, 2015

「見れば分かる」ように徹底して写真と図に語らしめている、初心者にもよく理解できると共に経験を積んだ先生方にとっても考える、考えさせられる味わい深いIPMNのアトラス!!

IPMNアトラス
―粘液産生膵癌からIntraductal Papillary Mucinous Neoplasm（IPMN）の概念の確立まで―

■編集
関　誠，柳澤照夫，加藤　洋，髙木國夫

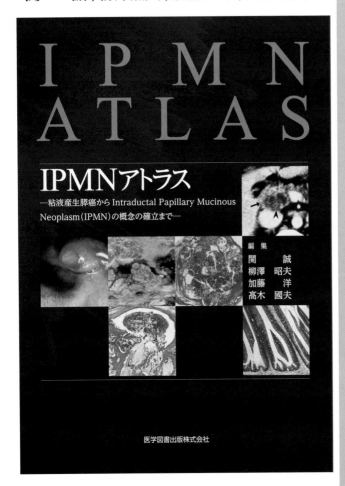

定価（本体10,000円＋税）

■目次
I．"粘液産生膵癌"の黎明期とその変遷―IPMNに至るまで
II．IPMN切除例の臨床病理所見
膵頭部IPMN（症例1～14）
混合型
症例1　主膵管内病変が切除標本の内視鏡ファイバースコープで観察された典型的膵頭部高度異型IPMA
症例2　最大径5cmと大きく一部に壁在結節が見られる中等度異型IPMA
症例3　術前画像で軽度の膵管拡張がみられるが通常型膵癌と診断された膵頭部微小浸潤IPMC
症例4　主膵管・分枝膵管内を広範囲に進展した典型的な膵頭部IPMN由来浸潤癌
分枝型非浸潤癌
症例5　3ヵ所の上皮内癌（CIS）を合併した分枝型非浸潤IPMC
症例6　著明な嚢胞状拡張を示す典型的な分枝型非浸潤IPMC
症例7　二房の嚢胞状拡張とまれな肉眼形態を示した分枝型膵頭部非浸潤性IPMC
症例8　副膵管内腔壁から副膵管分枝にわたり主座があり粘液の豊富な細胞からなる非浸潤性IPMC
分枝型浸潤癌
症例9　5年経過中浸潤癌へ移行したことが推察された分枝型IPMN由来浸潤癌
症例10　主膵管内腔壁進展が全くみられない典型的な分枝型IPMN由来浸潤癌
症例11　典型的な分枝型IPMN由来浸潤癌
膵管内管状腫瘍
症例12　IPMNとの鑑別が問題となるITN症例
症例13　通常型浸潤癌との鑑別を要したIPMN由来浸潤癌と診断されていたITN由来浸潤癌
通常型膵癌とIPMNの併存
症例14　IPMN由来浸潤癌か通常型浸潤癌とIPMNの重複腫瘍かの鑑別が問題となった膵頭部通常型浸潤癌
膵体尾部IPMN（症例15～21）
主膵管型
症例15　典型的な形態を示す主膵管型IPMA
症例16　混合型との鑑別を要する比較的典型的な体部の主膵管型非浸潤IPMC
症例17　典型的な粘液癌像を示した膵尾部IPMN由来浸潤癌
症例18　粘液性嚢胞腫瘍（MCN）との鑑別を要する主膵管型IPMN由来浸潤癌
混合型
症例19　2次分枝膵管内を広範囲に進展した膵体部混合型非浸潤IPMC
症例20　肉眼的に認識可能な壁在結節がみられない膵体部混合型微小浸潤IPMC
分枝型
症例21　肉眼的に認識可能な壁在結節がみられない膵体部分枝型非浸潤IPMC
全膵（症例22、23）
症例22　全膵に進展する非浸潤性IPMC
症例23　全膵の膵管内腔壁内に乳頭性増殖病変の進展が観察されるIPMN由来浸潤癌

詳しくは▶URL：http://www.igakutosho.co.jp または、医学図書出版　で検索

医学図書出版株式会社

〒113-0033　東京都文京区本郷2-29-8（大田ビル）
TEL：03-3811-8210　FAX：03-3811-8236
URL：http://www.igakutosho.co.jp
E-mail：info@igakutosho.co.jp

2013.6

画像診断と病理
C型肝炎ウイルス消失後の肝線維化の評価
病理

佐々木素子
金沢大学医薬保健研究域医学系人体病理学*

はじめに

C型肝炎を含めた慢性肝疾患では，自然経過のみならず，治療後においても，線維化進行度は発癌に関与する因子とされる[1,2]。したがって，インターフェロン（IFN）やdirect antiviral agent（DAA）などによるウイルス消失（sustained virological response：SVR）後においても，正確な肝線維化評価は必要である[1〜4]。肝生検は慢性肝疾患診断のゴールドスタンダードとされてきた。しかし，近年，血清マーカー，MRエラストグラフィーなどの非侵襲的評価手法による線維化評価が中心になりつつある[1]。実際，現在，SVR後の肝生検は，①非アルコール性脂肪性肝炎（NASH）など他疾患併存疑い，②肝細胞癌治療時の背景肝，③治験関連の症例などに限られている。SVR後肝生検では，治療による炎症や線維化軽減regressionの評価が求められるが，現時点では従来の慢性肝炎組織分類を用いることが多い。最近，B型慢性肝炎の治療後肝生検について，regression評価を含めた新しい分類が提唱され，注目されている（後述）[5]。

本稿では，C型肝炎ウイルス消失後の病理組織学的な肝線維化評価について，主な慢性肝炎・肝硬変の組織分類のまとめ，SVR後の病理組織像と評価法の紹介，実際の症例呈示を行い，最後に今後の展望に簡単に触れる。

I. 慢性肝炎・肝硬変の組織分類と肝線維化評価（図1）

ウイルス性慢性肝炎で最初に提唱されたgrading（壊死炎症の活動性），staging（線維化進行度）

Motoko Sasaki
Department of Human Pathology, Kanazawa University Graduate School of Medical Sciences

*金沢市宝町13-1（076-265-2197）〒920-8640

を用いた半定量的評価法は有用である[2〜4]。その後，NASH/NAFLDなど他の慢性肝疾患にも，この概念が応用されている[2〜4]。なお，肝生検での線維化評価では，再現性，観察者間の評価の差異，サンプリングエラーなどが問題点としてあげられている[1〜4]。

1. 線維化評価に用いる染色（図1〜3）

HE染色のみでの詳細な線維化評価は困難である。通常，鍍銀染色（膠原線維：赤茶色），Azan染色（膠原線維：青色）などが用いられる。また，線維化の定量評価（画像解析）にはSirius Red染色（膠原線維：赤色）がよく用いられる。

2. 慢性肝炎の主な組織分類，線維化評価

主な組織分類の線維化評価として新犬山分類，Ishak score，METAVIR scoreなどがあり，差異がある（図1）[2]。いずれも，線維性架橋の有無，結節形成の有無など，線維化と肝小葉構造改築の程度を基準にして評価する。日本の新犬山分類は，Modified-Ishak，Batts-Ludwigとおおむね同様である。一方，欧米のMETAVIR scoreは，score 3の幅が広い。自施設で使っている分類，他施設の学会発表や論文で使われている分類の異同には，注意を要する。

3. Laennec system

肝硬変は治療の必要度が高く，適切に診断することは必要である。肝硬変については，METAVIR scoreのstage 4を亜分類したLaennec system（4A〜C）がある。SVR前後を評価した論文では，この分類もよく用いられている。

4. 画像解析を用いた半定量的評価

The collagen-proportionate area（CPA）systemを用いた組織計測が提唱されている。CPAは，臨床経過との比較や門脈圧亢進症と定量結果の関連が報告される[4,6,7]。ただし，CPAでは，アルコール性肝硬変では，ウイルス性肝硬変の約2倍の線

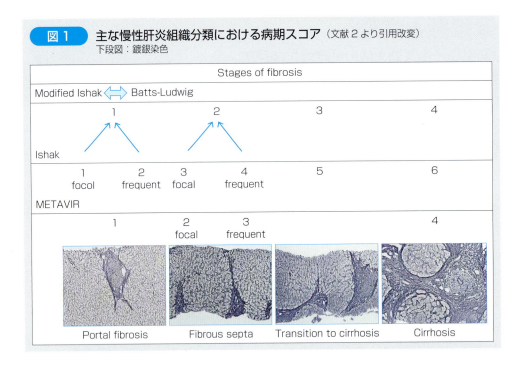

図1 主な慢性肝炎組織分類における病期スコア（文献2より引用改変）
下段図：鍍銀染色

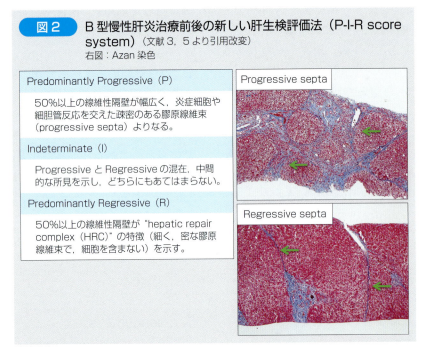

図2 B型慢性肝炎治療前後の新しい肝生検評価法（P-I-R score system）（文献3, 5より引用改変）
右図：Azan染色

維化となるなど，注意が必要である[4]。また，最近，EVG染色を用いたエラスチン量の定量評価についての報告もある[8]。

II．SVR後の線維化評価法

C型肝炎をはじめ慢性肝疾患では，治療あるいは自然経過によるSVR後に，regressionなどの組織学的特徴を示すことが知られる[1~5, 9~12]。SVR後の肝組織所見も，通常は従来の組織分類で診断，評価されるが，このregressionについては十分に評価できない。そこで，B型肝炎などの疾患で，治療あるいは自然経過による線維化軽減の特徴や評価法について検討されている[3~5, 9~13]。

1．"Hepatic repair complex（HRC）"（表1）

Wanlessらは，肝硬変におけるregressionの組織学的特徴として，表1の項目をあげた[9]。その後の治療後肝組織評価の多くはこの論文をベースにしている。

表1 "Hepatic repair complex (HRC)" （文献9より引用改変）

Changes in the qualities of stroma/parenchymal relationship
  Delicate perforated fibrous septa（繊細な断片化した線維性隔壁）
  Isolated thick collagen fibers（孤立した厚い膠原線維）
  Delicate periportal fibrous spikes（門脈域周囲の繊細な線維性スパイク）
  Hepatocytes within portal tracts or splitting septa（門脈域や隔壁内の肝細胞）

Vascular alterations
  Portal tract remnants（瘢痕状門脈域）
  Hepatic vein remnants with prolapsed hepatocytes（肝細胞の逸脱を伴う肝静脈）
  Aberrant parenchymal veins（肝実質内の異常血管）

Parenchymal regeneration
  Minute regenerative nodules（微小再生結節；線維性隔壁部でみられる）

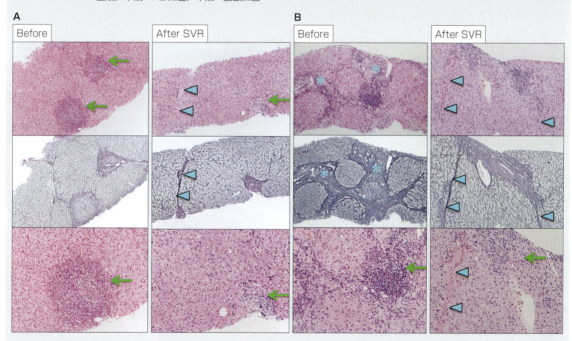

図3 C型肝炎 SVR前後の代表的な病理組織像
A：症例1（60歳代男性，IFN治療-SVR前後）
  Before：F3A2（新犬山分類，以下同様）。門脈域のリンパ濾胞様リンパ球浸潤とinterface hepatitis（矢印）。
  After：F1～2A0。P-I-R score：R（regressive）相当。門脈域にはごく軽度のリンパ球浸潤のみ（矢印）。線維性隔壁は細く，ほぼ膠原線維束のみ（矢頭）。
  上段，下段：HE染色，中段：鍍銀染色
B：症例2（70歳代男性，DAA治療-SVR前後）
  Before：F4A2。Laennec-4B。幅広い線維性隔壁（＊）を伴う肝硬変。門脈域のリンパ濾胞様リンパ球浸潤とinterface hepatitis（矢印）。
  After：F3～4A0。Laennec-4A。P-I-R score：R（regressive）相当。門脈域には軽度のリンパ球浸潤と細胆管反応（矢印）。膠原線維束よりなる細い線維性隔壁（矢頭）。
  上段，下段：HE染色，中段：鍍銀染色

2. B型慢性肝炎治療前後の新しい肝生検評価法（図2）

最近，Sunらは，"Beijing classification"として，grade, stageに加えて，線維化の傾向：進行（predominantly progressive：P）か，軽減（predominantly regressive：R）か，中間（indeterminate：I）かの評価項目（P-I-R score system）を加えた分類を提唱した（図2）[5]。この評価法では，"regression"はHRCの特徴を示す，と記述している。なお，このP-I-R score systemは，線維性架橋のある症例に用いられ，F1相当以下の早期例には適応されない[5]。

3. SVR前後の線維化評価について

IFN治療前後の組織学的な線維化評価については，いくつか報告がある[1〜4, 10〜12]。一方，DAA治療については，組織学的検討の報告はほとんどなく，MRエラストグラフィーなどで行った報告が散見される[13, 14]。

1）IFN治療と線維化評価

D'AmbrosioらはC型肝硬変患者のIFN治療前，SVR後を比較して，SVRがregressionなど病態の改善に寄与することを直接示した[7]。その他にも，regressionと血行動態の変化，肝発癌との関連を含めた報告がある。

2）DAA治療と線維化評価

最近，Putraらは，移植肝において，DAA治療によるSVR後の組織像を，未治療症例と比較検討している[13]。症例は，全例肝硬変で，Ishak score, Laennec systemに加えて，fibrosis regressionの指標として"interrupted fibrous septum"が用いられている。この論文では，炎症はSVR後でも軽度持続すること，SVR後24週間以上の症例では，炎症が弱い傾向にあるが，線維化には差異がないことが示されている[13]。

III. 症例呈示

1. 症例1：IFN-SVR症例（図3A）

SVR前は，門脈域のリンパ濾胞様集簇を伴うリンパ球浸潤，interface hepatitis, 線維性架橋形成がみられた（新犬山分類F3A2相当）。IFN治療によるSVR後（9年経過）では，門脈域の炎症はごく軽度で，細い線維性隔壁をみるのみである（新犬山分類F2A0）。

2. 症例2：DAA-SVR症例（図3B）

SVR前は，門脈域のリンパ濾胞様リンパ球浸潤，interface hepatitis, 一部幅広い線維性隔壁を伴う組織像（新犬山分類F4A2相当，Laennec-4b相当）であった。DAA治療によるSVR後（2年経過）では，門脈域の炎症は軽度で，幅の狭い線維性隔壁をみる（新犬山分類F3〜4A0, Laennec-4a相当）。

症例1, 2ともP-I-R score systemを適用すると，"R（predominantly regression）"に相当する。

おわりに

C型肝炎ウイルス消失後の肝線維化の病理組織学的評価について，SVR後の病理組織像の特徴とregression評価の試みなどを紹介した。C型慢性肝炎についても，B型慢性肝炎のP-I-R score systemと同様の，regressionをより適切に評価する新しい評価法が必要と考えられる。現在，DAA-SVR後の肝生検について，組織学的変化についてのまとまった報告がない。今後，新しい組織学的評価法を作成し，非侵襲的線維化評価との関連をより明らかにすることが求められている。また，DAA-SVR後組織所見については，線維化のみならず，血行動態の変化や肝実質のzonationの評価について，発癌リスクとの関連を含めて，さらに検討していく必要があると考えられる。

参考文献

1) 泉並木，黒崎雅之編：肝疾患診療に役立つ肝線維化評価テキスト．文光堂，2017
2) Theise ND, Bodenheiner HC, Guido M : Viral Hepatitis. MacSween's Pathology of the Liver（Burt AD, Ferrell LD, Hubscher SG, eds), 7th Edition, 372-415, Elsevier, 2017
3) Kleiner DE : On beyond staging and grading : Liver biopsy evaluation in a posttreatment world. Hepatology 65 : 1432-1434, 2017
4) Rosselli M, MacNaughtan J, Jalan R, et al : Beyond scoring : a modern interpretation of disease progression in chronic liver disease. Gut 62 : 1234-1241, 2013
5) Sun Y, Zhou J, Wang L, et al : New classification of liver biopsy assessment for fibrosis in chronic hepatitis B patients before and after treatment. Hepatology 65 : 1438-1450, 2017
6) Pattullo V, Thein HH, Heathcote EJ, et al : Combining semiquantitative measures of fibrosis and qualitative features of parenchymal remodelling to identify fibrosis regression in hepatitis C : a multiple biopsy study. Histopathology 61 : 473-487, 2012
7) D'Ambrosio R, Aghemo A, Rumi MG, et al : A morphometric and immunohistochemical study to assess the benefit of a sustained virological response in hepatitis C virus patients with cirrhosis. Hepatology 56 : 532-543, 2012
8) Yasui Y, Abe T, Kurosaki M, et al : Elastin Fiber Accumulation in Liver Correlates with the Development of Hepatocellular Carcinoma. PLoS One

11 : e0154558, 2016
9) Wanless IR, Nakashima E, Sherman M : Regression of human cirrhosis. Morphologic features and the genesis of incomplete septal cirrhosis. Arch Pathol Lab Med 124 : 1599-1607, 2000
10) Quaglia A, Alves VA, Balabaud C, et al : Role of aetiology in the progression, regression, and parenchymal remodelling of liver disease : implications for liver biopsy interpretation. Histopathology 68 : 953-967, 2016
11) George SL, Bacon BR, Brunt EM, et al : Clinical, virologic, histologic, and biochemical outcomes after successful HCV therapy : a 5-year follow-up of 150 patients. Hepatology 49 : 729-738, 2009
12) 松井徹, 石井朗子, 中沼安二：SVR後の肝病理の変化. 肝胆膵 71：1271-1280, 2015
13) Putra J, Schiano TD, Fiel MI : Histological assessment of the liver explant in transplanted hepatitis C virus patients achieving sustained virologic response with direct-acting antiviral agents. Histopathology 72 : 990-996, 2018
14) Knop V, Hoppe D, Welzel T, et al : Regression of fibrosis and portal hypertension in HCV-associated cirrhosis and sustained virologic response after interferon-free antiviral therapy. J Viral Hepat 23 : 994-1002, 2016

臨床に役立つ 最新 血糖管理マニュアル

急性期医療現場の血糖管理にこの一冊！

監修：小川道雄　諏訪邦夫　門脇　孝
編集：花﨑和弘

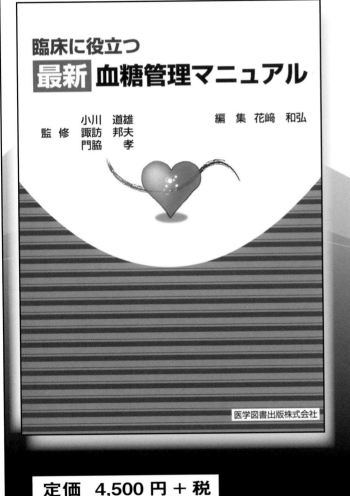

定価　4,500円＋税

【目次】
Ⅰ　内科領域
　① 糖質代謝異常の概念と血糖管理の意義
　② 糖尿病患者の血糖管理―薬物療法を中心に―
　③ インスリン分泌能とインスリン抵抗性の評価法
　④ 標準グルコースクランプ法の実際と病態診断
　⑤ 高インスリン正常血糖クランプによる肝糖代謝評価法
　⑥ 血糖降下薬の薬理効果―インスリン製剤を中心に―
　⑦ 糖尿病治療の新しい展開―インクレチン関連薬―
　⑧ 糖尿病治療の新しい展開― continuous glucose monitoring ―
　⑨ 糖尿病治療の新しい展開―人工膵島―
　⑩ 糖尿病急性期における患者管理
Ⅱ　外科領域
　⑪ 外科周術期の血糖管理の意義
　⑫ 外科手術の周術期栄養管理
　⑬ 肝臓外科手術の血糖管理
　⑭ 膵臓外科手術の血糖管理
　⑮ 食道外科手術の血糖管理
　⑯ 心臓血管手術の血糖管理
　⑰ 脳神経外科手術の血糖管理
　⑱ 肝移植の血糖管理
　⑲ 膵臓移植の血糖管理
　⑳ 人工膵臓を用いた外科周術期血糖管理
Ⅲ　麻酔・救急領域
　㉑ 周術期全身管理と血糖管理の意義
　㉒ 麻酔中の外科的侵襲と血糖管理
　㉓ 麻酔中の糖補給と血糖管理
　㉔ 糖尿病患者における麻酔中の血糖管理
　㉕ 術後集中治療における重症患者の血糖管理
　㉖ 人工膵臓を用いた麻酔中の連続血糖測定の精度と意義
　㉗ 麻酔中の血糖管理における人工膵臓の果たす役割
　㉘ 重症患者に対する栄養管理と血糖管理の意義
　㉙ 敗血症患者に対する患者管理
　㉚ 急性期脳損傷患者に対する血糖管理
Ⅳ　その他
　㉛ 治療機器：人工膵臓 STG®-55

詳しくは▶URL：http://www.igakutosho.co.jp　または、医学図書出版　で 検索

医学図書出版株式会社

〒113-0033　東京都文京区本郷2-29-8（大田ビル）
TEL：03-3811-8210　FAX：03-3811-8236
URL：http://www.igakutosho.co.jp
E-mail：info@igakutosho.co.jp

2015.04

画像診断と病理
C型肝炎ウイルス消失後の肝線維化の評価
MRエラストグラフィ

留野　渉[*1,2], 中島　淳[*1], 斉藤　聡[*1]

横浜市立大学附属病院肝胆膵消化器病学[*1], 国際医療福祉大学熱海病院消化器内科[*2]

はじめに

　C型肝炎ウイルス（hepatitis C virus：HCV）は，わが国における慢性肝炎・肝硬変・肝癌の最大の原因である。わが国では，毎年3万人もの人が肝癌で亡くなり，その約65％はC型肝炎が原因である。C型肝炎に対する抗ウイルス療法の進歩は目覚ましく，高齢者や肝硬変など従来の治療で難治とされた症例も直接作用型抗ウイルス薬（direct acting antivirals：DAAs）により高い確率でウイルス駆除が可能となっている。HCV排除後，一般的に肝発癌率は著明に低下するが，持続的ウイルス消失（sustained virological response：SVR）が得られたにもかかわらず肝癌の発症を認める症例が近年報告されている。DAAsにより肝硬変をはじめとした線維化進行例も続々とSVRに至る状況が予想され，SVR後の発癌症例は今後急速に増加していく可能性がある。肝発癌には肝線維化が重要な因子であり，肝線維化の進行に伴い1年あたりの発癌率は増加する。SVR後の肝線維化の程度を正しく評価することは，SVR後の発癌リスクを評価するためにも極めて重要な意義をもつ。

　肝線維化診断はこれまで肝生検による病理組織学的診断がgold standardとされてきたが，侵襲性やサンプリングエラー，観察者間での診断のばらつきなどの問題があり，またこれらの理由により繰り返し行うことは困難である。そこで開発されたのが画像診断モダリティを用いた肝硬度測定（エラストグラフィ）である。エラストグラフィには超音波を用いた方法と，magnetic resonance imaging（MRI）を用いる方法がある。本稿ではMRI技術の発展に伴い使用可能となったMRエラストグラフィ（MR elastography：MRE）を用いたC型肝炎ウイルス消失後の肝線維化評価について概説する。

I. MREを用いたC型慢性肝炎における肝線維化診断

　IchikawaらはC型慢性肝炎114例に対してMREを施行し，病理学的な線維化ステージ（METAVIR score）との比較検討を行っている[1]。MREで測定した肝硬度は線維化ステージの進行に伴って上昇し，F1以上，F2以上，F3以上，F4を診断するROC曲線下面積（area under the receiver operating characteristic curve：AUROC）はそれぞれ0.984，0.986，0.973，0.976と高い診断能を有し，他の血清学的線維化マーカーに比べ高い鑑別能をもつと報告している。また各線維化ステージを診断する肝硬度のカットオフ値はF1：2.3kPa，F2：3.2kPa，F3：4.0kPa，F4：4.6kPaと報告した。また同じくIchikawaらは113例の慢性肝炎（C型慢性肝炎68例を含む）に対してMREおよび代表的な超音波エラストグラフィの一つであるvibration controlled transient elastography（VCTE）を施行し，病理学的線維化ステージ（METAVIR score）の診断能を比較している[2]。この検討では肝硬変の有無，F2以上の線維化診断能，F1以上の線維化の有無，いずれの診断においてもMREのほうがVCTEよりもAUROCが高かったと報告している。また最近のメタ解析[3]では慢性肝疾患におけるF1以上，F2以上，F3以上，F4の各線維化ステージの診断能はそれぞれAUROC 0.84，0.88，0.93，0.92と良好であり，同報告で背景疾患別のサブグループ解析ではC型慢性肝炎においてF1以上，F2以上，F3以上，F4の各線維化ステージの診断能はそれぞれAUROC 0.82，0.88，0.94，0.92とやはり良好であったことが報告された。MREを撮影する際にT1，T2強調像も得るため，造影剤を用いない範囲での検査ではあるが肝臓内の腫瘍性病変の出現の有無を確認する

Wataru Tomeno[*1,2], Atsushi Nakajima[*1] and Satoru Saito[*1]
Department of Gastroenterology and Hepatology, Yokohama City University Hospital[*1]; Department of Gastroenterology, International University of Health and Welfare Atami Hospital[*2]

*1 横浜市金沢区福浦3-9（045-787-2800）〒236-0004

図1 MREで測定したC型慢性肝炎治療前後の肝硬度変化 （文献4より引用改変）

MREで測定した肝硬度の中央値は，DAAs治療により経時的な低下を認めた。治療終了時にALTは正常化したが，肝硬度はその後も改善が続いた。

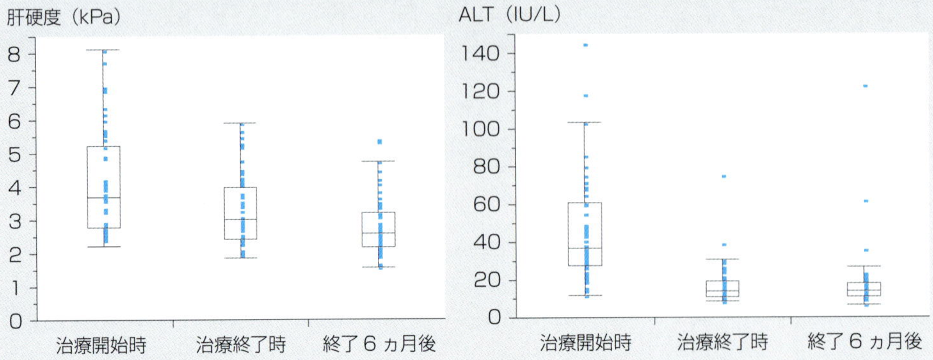

	治療開始時	治療終了時	終了6ヵ月後	P
肝硬度（kPa）	3.69±1.60	3.01±1.05	2.59±0.86	<0.0001
ALT（IU/L）	36.5±27.0	14±11.2	14±18.7	

ことでSVR後発癌の有無についても簡易的に評価することも可能である。MREは肝内全体の肝硬度を測定することが可能であり，またカラー表示されるエラストグラムにより視覚的なイメージとして肝硬度を捉えることができるため，抗ウイルス療法前後の肝硬度変化を評価する上で非常に有用な診断モダリティであると考える。

II．C型慢性肝炎治療後の肝硬度変化

C型慢性肝炎治療前後の肝硬度変化をMREで測定した経験を報告する。当院でDAAsを使用し抗ウイルス療法を行ったC型慢性肝炎52例について，治療前，治療終了時，および終了6ヵ月後に3テスラの装置を用いてMREを施行し，肝硬度の経時的変化を測定した[4]。DAAsの内訳はアスナプレビル／ダクラタスビル27例，ソホスブビル／レジパスビル15例，オムビタスビル／パリタプレビル／リトナビル3例，ソホスブビル／リバビリン7例であり，52例中51例（98.1％）でSVR24が得られた。肝硬度(kPa)の中央値は治療前3.69，終了時3.01，6ヵ月後2.59であり経時的に改善した（P＜0.0001）。6ヵ月後に治療前よりも肝硬度が上昇したのは4例のみであり，肝硬変が1例，HIV合併の高度肥満例が1例含まれていたが一定の特徴は見出されなかった。ALT（IU/L）の中央値は治療前36.5，終了時14，6ヵ月後14であり，肝硬度はALT正常化後も改善した（図1）。治療前の肝硬度に対する，6ヵ月後までの肝硬度変化(kPa)の比を肝硬度変化率（％）とすると治療前ALT＞30群で－34.2％であり，ALT＜30群での－22.4％に比べ治療前ALT＞30群のほうがより変化率が大きかった（P＜0.0001）。また治療前AFP（ng/mL）＞8群で変化率－44.8％であり，AFP＜8群の－29.3％に比べ変化率が大きかった（P＝0.0038）。

肝硬度が経時的に改善した1例を呈示する。

1．症例（図2）

77歳，女性。身長155cm，体重43.5kg，BMI 18.1。遺伝子型1b，インターフェロン未治療例，肝細胞癌の治療歴なし。ソホスブビル／レジパスビルの12週間投与を行った。

治療前：AST 115IU/L，ALT 75IU/L，血小板数12.4万／μL，AFP 36ng/mL，Ⅳ型コラーゲン7S 8.3ng/mL，HCV-RNA 5.1Log IU/mL。MRE：肝硬度6.5kPaで線維化F4相当。

治療終了時：AST 48IU/L，ALT 24IU/L，血小板数13.6万／μL，AFP 17ng/mL，HCV-RNA 検出せず。MRE：肝硬度4.5kPaで線維化F3相当。

治療終了6ヵ月後：AST 41IU/L，ALT 23IU/L，血小板数14.8万／μL，AFP 8ng/mL，Ⅳ型コラーゲン7S 5.7ng/mL，HCV-RNA検出せず。MRE：肝硬度3.9kPaで線維化F2相当。

本症例はDAAs治療後6ヵ月で肝硬度が著明に低下している結果であった。

図2 C型肝炎ウイルス消失により肝硬度の経時的改善を認めた症例

A〜Cはカラー表示の肝硬度マップ（エラストグラム）を示す。DAAs治療前（A），治療終了時（B），治療終了6ヵ月後（C）にMREを測定した。肝硬度の測定値は治療前6.5kPa，治療終了時4.5kPa，治療終了6ヵ月後3.9kPaであった。本症例ではエラストグラムで肝硬度の高い赤色の部分の面積が経時的に縮小したことを視覚的にも確認し得た。

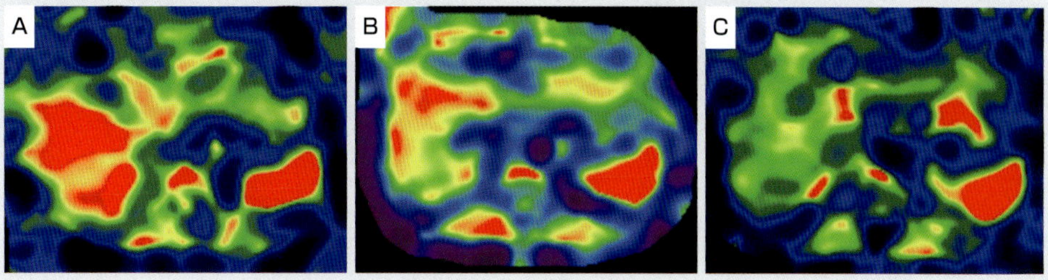

おわりに

MREの問題点として，MREで測定する肝硬度は肝内炎症や胆汁うっ滞，また著明な鉄沈着などに影響されることが報告されており，必ずしも線維化のみを反映するわけではない[5, 6]。また現状では施行可能な施設は限られており，コストも超音波エラストグラフィに比べ高い。肝硬度を測定する上でのROIの設定方法が施設によりばらつきがあり統一されていないこと，肝左葉における診断能の信頼性が不明である点など，今後克服すべき点も残されている。しかし肝内の広い部分の評価がある程度可能であることはMREの最大の長所であり，C型慢性肝炎の治療後においては非造影のMRIで可能な範囲ではあるがSVR後発癌の有無も同時にチェックすることも可能である。機器の普及や，測定方法の標準化により，日常診療への普及が期待される。

参考文献

1) Ichikawa S, Motosugi U, Ichikawa T, et al：Magnetic resonance elastography for staging liver fibrosis in chronic hepatitis C. Magn Reson Med Sci 11：291-297, 2012
2) Ichikawa S, Motosugi U, Morisaka H, et al：Comparison of the diagnostic accuracies of magnetic resononance elastography and transient elastography for hepatic fibrosis. Magn Reson Imaging 33：26-30, 2015
3) Singh S, Venkatesh SK, Wang Z, et al：Diagnostic performance of magnetic resonance elastography in staging liver fibrosis：a systematic review and meta-analysis of individual participant data. Clin Gastroenterol Hepatol 13：440-451, 2015
4) 留野渉，中島淳：MRIで測定したC型肝炎治療前後の肝硬度及び鉄沈着，脂肪化の変化についての検討．肝臓 58 Suppl. 3：A149, 2017
5) Yoneda M, Imajo K, Takahashi H, et al：Clinical strategy of diagnosing and following patients with nonalcoholic fatty liver disease based on invasive and noninvasive methods. J Gastroenterol 53：181-196, 2018
6) 今城健人，中島淳．MRエラストグラフィーの臨床意義と今後の展望．消化器・肝臓内科 2：442-449, 2017

胆と膵 38巻臨時増刊特大号

胆膵EUSを極める
―私ならこうする (There is always a better way)―

企画：糸井 隆夫（東京医科大学消化器内科学分野）

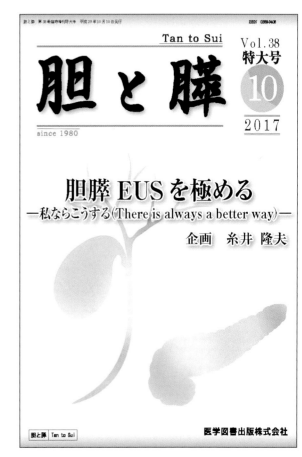

診断

ラジアル型EUS 標準描出法	萬代晃一朗ほか
コンベックス走査型EUSによる標準描出法	佐藤　愛ほか
超音波内視鏡の進歩　直視コンベックス型EUS標準描出法	岩井　知久ほか
造影EUS	今津　博雄ほか
EUSエラストグラフィ	大野栄三郎ほか
胆膵疾患に対するEUS-FNA　―われわれはこうしている―	石田　祐介ほか
EUS-FNA 私はこうする	花田　敬士ほか
EUS-FNA―私はこうする―	蘆田　玲子ほか
EUS-FNA―私はこうする―	良沢　昭銘ほか
EUS-FNA―私はこうする―	菅野　敦ほか
EUS-FNA―パターン別　穿刺困難例を克服―	佐藤　高光ほか
EUS-FNA 私ならこうする―確実で臨床に即した組織細胞診をめざして―	深見　悟生ほか

治療

膵炎に伴う膵および膵周囲液体貯留に対するドレナージ術（含 ネクロセクトミー）―私はこうする―	入澤　篤志ほか
膵周囲液体貯留（PFC）ドレナージ（含むネクロセクトミー）―私はこうする―	金　俊文ほか
膵周囲液体貯留（PFC）ドレナージ（含ネクロセクトミー）―私ならこうする―	向井俊太郎ほか
術後再建腸管症例に対する肝内胆管ドレナージ術（HGS, HJS）―私はこうする―	塩見　英之ほか
肝内胆管ドレナージ（HGS, HJS）―私はこうする―	伊佐山浩通ほか
肝内胆管ドレナージ（HGS, HJS）―私はこうする―	小倉　健ほか
EUSガイド下肝外胆管ドレナージ（EUS-guided choledochoduodenostomy：EUS-CDS）―私はこうする―	原　和生ほか
遠位胆管狭窄に対するEUS-CDS―われわれはこうする―	伊藤　啓ほか
EUSガイド下順行性ステンティング	田中　麗奈ほか
胆管ランデブー	岩下　拓司ほか
胆管結石除去術	土屋　貴愛ほか
胆嚢ドレナージ―私はこうする―	三長　孝輔ほか
胆嚢ドレナージ―私はこうする―	辻　修二郎ほか
EUSガイド下膵管ドレナージ―私はこうする―	原　和生ほか
EUSガイド下膵管ドレナージ	糸井　隆夫ほか
膵管ランデブー	矢根　圭ほか
EUSガイド下腹腔神経叢ブロック―私はこうする―	安田　一朗ほか
癌性疼痛に対する腹腔神経叢ブロック―私はこうする―	石渡　裕俊ほか

定価（本体 5,000円＋税）
ISBN：978-4-86517-237-9

【座談会】

EUSを極める　―教育法と今後の動向―

糸井　隆夫（司会），入澤　篤志，
安田　一朗，良沢　昭銘，
潟沼　朗生，土屋　貴愛

詳しくは▶URL：http://www.igakutosho.co.jp または、医学図書出版 で 検索

医学図書出版株式会社

〒113-0033　東京都文京区本郷2-27-18（本郷BNビル2階）
TEL：03-3811-8210　FAX：03-3811-8236
URL：http://www.igakutosho.co.jp
E-mail：info@igakutosho.co.jp

連載

新しい診断・薬の情報
レゴラフェニブの登場により肝癌治療は多剤化学療法時代に

森本　学, 小林　智, 上野　誠
神奈川県立がんセンター消化器内科*

▶ はじめに

　肝細胞癌（HCC）に対する全身化学療法として，ソラフェニブが2009年に国内承認された。その後も治療選択肢を増やそうといくつかの分子標的薬による国際臨床試験が行われてきたが，いずれも有用性を示すことができなかった。しかし，先ごろマルチキナーゼインヒビターのレゴラフェニブは，ソラフェニブの2nd lineとしてプラセボを対象にした第Ⅲ相臨床試験において生存期間を有意に延長した（RESORCE試験)[1]。この結果をもって，本邦でもレゴラフェニブはソラフェニブ不応HCCに対する標準治療と位置づけられた。

▶ Ⅰ. レゴラフェニブがソラフェニブ抵抗性HCCに効果を有する可能性

　レゴラフェニブは腫瘍形成阻害作用や腫瘍の微小環境に関連するシグナル伝達の阻害作用，血管新生の阻害作用を示すマルチキナーゼ阻害薬で，分子構造や分子量はソラフェニブと似通っている（図1)[2]。しかし，同じマルチキナーゼ阻害薬であっても，ソラフェニブにおいてはVEGFR-2やmPDGFR-β，Flt-3，c-KITなどに阻害活性を示すのに対し[3]，レゴラフェニブにおいてはVEGFR-1やPDGFR-β，KIT，RETなどに阻害活性を示す（表1)[2,3]。

　一方，腫瘍細胞がソラフェニブに抵抗性を示す機序としてはリン酸化細胞外シグナル調整キナーゼ（p-ERK）の活性低下やc-Jun N末端キナーゼ（JNK）の活性増大，PI3K/Akt経路およびJAK/Stat経路のクロストークが関与すると考えられている[4]。これに対しレゴラフェニブはERK経路を抑制してソラフェニブ抵抗性においても効果が出るのではないかと考えられている。

▶ Ⅱ. RESORCE試験のデザイン

　RESORCE試験は，ソラフェニブによる治療後に増悪した進行期HCC患者を対象に，レゴラフェニブとプラセボの有効性および安全性を比較することを目的とした二重盲検無作為化比較試験である。欧州，北米，南米，アジア，オーストラリアを含む21ヵ国，152施設において実施された。

　本試験の主要評価項目は，全生存期間である。また副次評価項目として，増悪までの期間，無増悪生存期間，奏効割合，病勢制御割合を，RECIST ver1.1またはmRECISTに基づいて評価された。試験デザインで特徴的な点として，層別化因子に「脈管浸潤の有無」，「肝外転移の有無」，「AFP値」が設定された（図2）。とくに「脈管浸潤」と「肝外転移」について，過去の多くの臨床試験が「脈管浸潤または肝外転移」と一緒になって層別化因子とされていたものをそれぞれ独立した因子として設定することで，症例の偏りがないように配慮されている。

図1 レゴラフェニブとソラフェニブの分子構造（文献2より引用改変）
レゴラフェニブにはフッ素基の付加があるもののソラフェニブと似通った構造である。

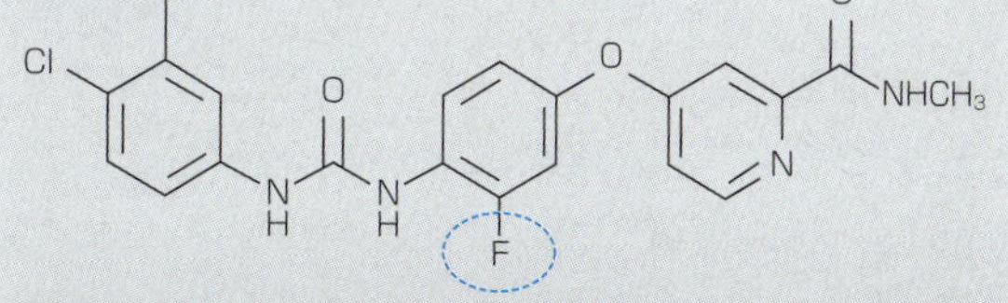

レゴラフェニブ（BAY73-4506）
分子量 482.82

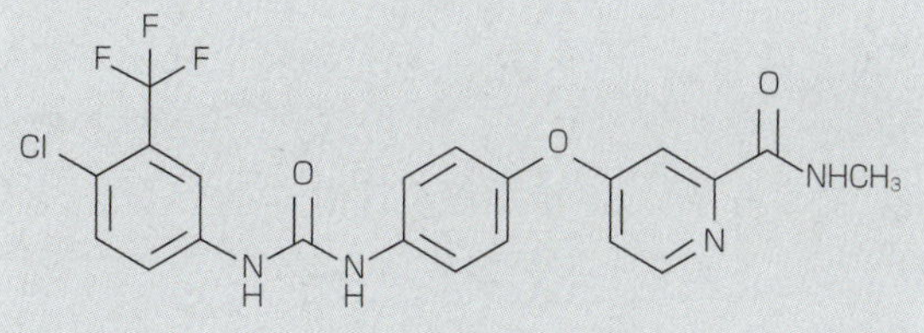

ソラフェニブ（BAY43-9006）
分子量 464.82

Manabu Morimoto, Satoshi Kobayashi and Makoto Ueno
Department of Hepatobiliary and Pancreatic Oncology, Kanagawa Cancer Center

＊横浜市旭区中尾2-3-2（045-520-2222）〒241-8515

表1 レゴラフェニブとソラフェニブにおけるキナーゼ活性阻害

A：レゴラフェニブ（文献2より引用改変）

	IC$_{50}$ (nM)±SD (n)
VEGFR-1	13±0.4 (2)
Murine VEGFR-2	4.2±1.6 (10)
Murine VEGFR-3	46±10 (4)
TIE2	311±46 (4)
PDGFR-β	22±3 (2)
FGFR-1	202±18 (6)
KIT	7±2 (4)
RET	1.5±0.7 (2)
RAF-1	2.5±0.6 (4)
B-RAF	28±10 (6)
B-RAF^{V600E}	19±6 (6)

B：ソラフェニブ（文献3より引用改変）

	IC$_{50}$ (nM)±SD (n)
RAF-1	6±3 (7)
B-RAF wild-type	25±6 (7)
^{V600E}B-RF mutant	38±9 (4)
VEGFR-2	90±15 (4)
mVEGFR-2	15±6 (4)
mVEGFR-3	20±6 (3)
mPDGFR-β	57±20 (5)
Flt-3	58±20 (3)
c-KIT	68±21 (3)
FGFR-1	580±100 (3)
ERK-1, MEK-1, EGFR, HER-1, IGFR-1, c-met, PKB, PKA, cdk1, cyclinB, PKCα, PKCγ, pim-1	>10,000

　ソラフェニブ治療に忍容性があるものの，治療不応となったBarcelona Clinic Liver Cancer（BCLC）stage BまたはCのHCCを対象としているが，ここにも細かな規定を設けている。不応，すなわち病勢進行（PD）の定義としては画像診断による判定を用いること，そしてソラフェニブの最終治療から10週以内に割りつけることを規定した。また，これまでの2nd line臨床試験が「ソラフェニブに不耐」を適格基準に入れているのに対し，本試験では不耐例は適応外として，逆に忍容性として治療中止前28日間のソラフェニブ最小用量が1日400mg以上であり，かつ20日間以上投与された患者とした。ソラフェニブ「不応」，「不耐」の両者に対する2nd line治療薬を目指すのではなく，あくまでも「不応」に限定することで，ソラフェニブに似た副作用プロファイルをもったレゴラフェニブの有効性を獲得した試験といえる。

III. RESORCE試験結果

　治療成績の初回解析結果では，プラセボ群の全生存期間（中央値）が7.8ヵ月（95%CI：6.3-8.8）であったのに対し，レゴラフェニブ群では10.6ヵ月（95%CI：9.1-12.1），HR 0.63（95%CI：0.50-0.79，P＜0.0001）と有意な延長を示した（図3）[1]。この有効性は，後に示されたupdate解析においてもさらに揺るがないものになった。また，レゴラフェニブとプラセボの比較において，奏効割合はRECISTでは7% vs. 3%（P＝0.0200），mRECISTでは10% vs. 4%（P＝0.0047）であった。病勢制御割合は，RECISTで66% vs. 35%（P＜0.0001），mRECISTで65% vs. 36%（P＜0.0001）であった。

　全生存期間の層別解析をみても，年齢（65歳以上 vs. 65歳未満），人種（アジア vs. それ以外），AFP値（400ng/mL以上 vs. 400ng/mL未満），脈

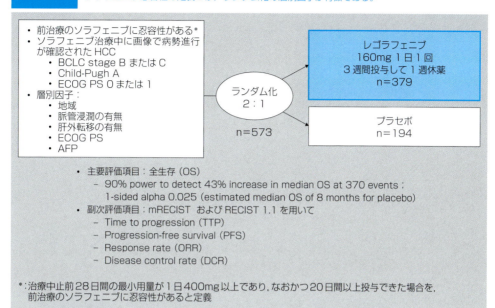

図2　HCCに対するレゴラフェニブの第Ⅲ相臨床試験（RESORCE試験）
ソラフェニブ忍容性の定義づけ，ランダム化の層別因子が特徴である。

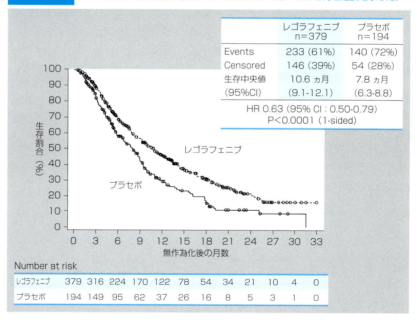

図3　RESORCE試験における主要評価項目：全生存割合
（文献1より引用改変）
プラセボが7.8ヵ月に対し，レゴラフェニブでは10.6ヵ月と延長を示した。

管浸潤（あり vs. なし）などの因子分析ではいずれのグループにおいてもレゴラフェニブの有効性が示された（図4）。どのような患者背景であってもあまり弱点のない治療薬といえる。また，前治療のソラフェニブ最終投与量が1日800mgと800mg未満で比較しても有効性は変わらなかったと，ASCO-GI 2017で報告されている。

その一方で，レゴラフェニブに関連する副作用は93％の症例に発現した。Grade 3が46％，grade 4が4％であり，用量減量に至った例も54％に及び，10％は投与中止に至った。Grade 3/4の副作用としては手足皮膚反応（52％），疲労感（29％），高血圧（23％），ビリルビン上昇（19％）となっている（表2）[1]。これらはおよそソラフェニブで経験した副作用であるが，その出現時期には注意が必要である。すなわち手足皮膚反応や下痢，疲労感などのほとんどが投与開始1ヵ月以内に出現して，副作用のピークも同時期であった。副作用管

図4 RESORCE試験における全生存割合の層別解析
AFP値の違い, 脈管侵襲の有無, 地域人種差などにかかわらず, レゴラフェニブ治療のベネフィットが示された。

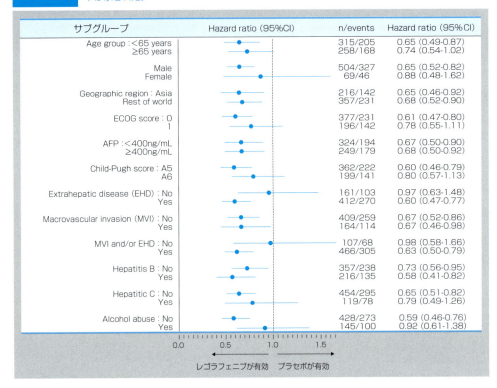

表2 レゴラフェニブの副作用（RESORCE試験から）（文献1より引用改変）

%	レゴラフェニブ n=374			プラセボ n=193		
	全grade	grade 3	grade 4	全grade	grade 3	grade 4
手足皮膚反応	52	13	NA	7	1	NA
疲労感	29	6	NA	19	2	NA
高血圧	23	13	<1	5	3	0
ビリルビン上昇	19	6	<1	4	2	0
AST上昇	13	4	1	8	5	1
腹水	2	1	0	1	1	0
貧血	6	1	<1	1	1	0
低リン血症	6	4	1	1	1	0
リパーゼ上昇	5	4	<1	2	1	0

NA：not applicable

理を含めた外来診療は, 少なくともはじめの1ヵ月目は毎週, そのあとの数ヵ月間も2週ごと程度が必要と考える。この点はレゴラフェニブの適正使用ガイドにも記載されているが, ぜひ遵守すべき点と考える。

IV. 日本人におけるレゴラフェニブの有効性と安全性（RESORCE試験のサブ解析から）

一方, 日本人のサブグループ解析では（表3）[5], 全生存期間（中央値）がプラセボ群（n=10）で12.4ヵ月に対しレゴラフェニブ群（n=30）で13.3ヵ月と, 全体集団における有意性は再現できなかった（HR 0.901, P=0.403861）。しかし, 無増悪生存期間に

表3 日本人におけるレゴラフェニブの有用性（RESORCE試験のサブ解析）
（文献5より引用改変）

A：症例背景

	日本人以外		日本人	
	レゴラフェニブ n=349	プラセボ n=184	レゴラフェニブ n=30	プラセボ n=10
BCLC stage B/C	12.9%/86.8%	9.2%/90.8%	26.7%/73.3%	50.0%/50.0%
Child-Pugh A/B	98.3%/1.4%	96.8%/3.3%	100%/-	100%/-
脈管浸潤	29.5%	28.3%	23.3%	20.0%
肝外転移	71.6%	77.2%	50.0%	50.0%
AFP≧400ng/mL	42.7%	45.1%	43.3%	40.0%
最終SOR用量が800mg	63.3%	62.0%	23.3%	20.0%
SOR治療期間（中央値）	252日	245日	131日	127.5日

BCLC：Barcelona Clinic Liver Cancer, SOR：ソラフェニブ

B：有効性と安全性

	日本人以外		日本人	
	レゴラフェニブ n=349	プラセボ n=184	レゴラフェニブ n=30	プラセボ n=10
REG治療期間（中央値）	15.0週	8.4週	23.4週	8.2週
REGの1日服用量（平均）	144.9mg	157.3mg	134.8mg	160mg
REGの1日服用量, n（%）				
＜160mg	49.1%	12%	70%	0%
160mg	50.9%	88%	30%	100%
奏効割合	9.5%	4.3%	23.3%	0%
病勢制御割合	64.8%	36.4%	70.0%	30.0%
全生存期間（中央値）	ND	ND	13.3ヵ月	12.4ヵ月
無増悪生存期間（中央値）	ND	ND	5.6ヵ月	1.4ヵ月
grade 3 有害事象	43.3%	15.8%	80%	20%
grade 4 有害事象	3.8%	0.5%	3.3%	0%
有害事象で用量減量	51.5%	10.4%	83.3%	10%
有害事象で投与中止	9.9%	3.8%	16.7%	0%

REG：レゴラフェニブ, ND：no data

おいては1.4ヵ月に対して5.6ヵ月と，有意な延長を示した（HR 0.214，P=0.000098）。限られた日本人エントリー数ではあるが，患者背景をみると日本人のエントリー患者は，高齢で体重が軽くHCVを背景にもつ割合が高かったことがわかる。前治療であるソラフェニブの最終投与量が1日800mgであった患者の割合が23%と少なく（非日本人では63.3%），ソラフェニブ投与期間も131日と短かった（非日本人では252日）。レゴラフェニブの1日投与量（中央値）は日本人以外が160mgであったのに比べ，136.2mgと少なかったが，投与期間（中央値）は15週に対し23.4週と長期間服用されたようである。

日本人の副作用は，grade 3に限ると，日本人以外が43.3%であったのに対し，80%と明らかに高率であった。Grade 3の手足皮膚反応や低リン血症，リパーゼ上昇，食思不振などの割合は，日本人以外に比べても明らかに高かった。日本人は長期の投与期間を獲得したため副作用の出現頻度が高くなった可能性もあるが，実臨床においては十分な副作用対策に努めることが求められる。

▶ V. レゴラフェニブの自検例

当院では2017年末までに8例に投与を行った（表4）。全例において，RESORCE試験の適格基準であるソラフェニブへの忍容性（400mg以上を1ヵ月間服薬歴），良好な肝機能（Child-Pugh A），

連載
新しい診断・薬の情報

表4 当院におけるレゴラフェニブ投与症例

年齢(歳)	性別	SOR期間(月)	REG開始時 Child-Pugh class (score)	REG開始用量(mg)	経過中のREG減量 有/無	投与期間	効果
52	男	19	A (5)	160	有	2ヵ月	PD
74	男	10	A (6)	160	無	1週	PD
64	男	7	A (5)	160	無	5ヵ月*	SD
69	女	15	A (5)	160	有	5ヵ月*	SD
78	男	2	A (6)	160	有	5ヵ月*	SD
75	男	4	A (5)	160	有	5ヵ月	SD
86	男	6	A (5)	160	有	2ヵ月*	−
81	男	2	A (5)	160	有	2ヵ月*	−

＊：投与継続中
SOR：ソラフェニブ, REG：レゴラフェニブ, PD：病勢進行, SD：病勢安定

図5 当院におけるレゴラフェニブ症例
上段に画像評価（ソラフェニブで増悪判定となった時点，レゴラフェニブ開始2ヵ月目，4ヵ月目）を示す。その下にはソラフェニブ（SOR）とレゴラフェニブ（REG）の投与スケジュール・用量を示す。グラフは，アルブミン値（ALB）とAST値およびPIVKA-Ⅱ値の推移を示す。REG開始早々のASTの上昇に対し，休薬してから再開漸増して維持している。

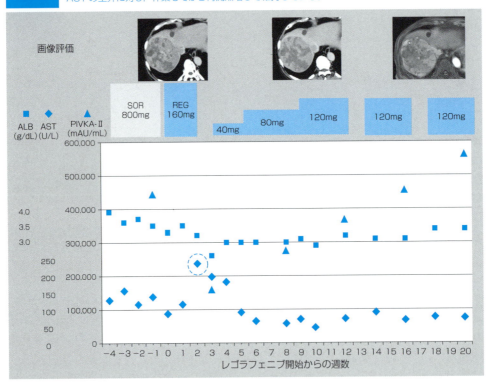

EOCG PS 0〜1，画像評価による病勢進行を遵守して導入し，レゴラフェニブは標準用量（160mg）で開始した。4例は5ヵ月以上の服薬期間が得られ，5例は現時点でも投与継続中である。1例が服薬約1週目に一過性の意識障害で転倒骨折し，ADLが悪化して服薬中止を余儀なくされた。

有害事象は，およそソラフェニブにおいて経験された内容が再現されているが，新たに出現した項目やグレード悪化した例も経験された。また，有害事象の出現時期は早く，1クール目には経験されることがほとんどであった。

投与早々に肝機能障害をきたしたが，休薬して再開し得た症例を提示する（図5）。78歳の男性で167cm，70kg，ECOG PS 0，アルコール性肝硬変を背景にした初回治療例である。肝S8に12cm大のHCCを認めるがIVC内への進展を伴う。Child-

Pugh A だが ICG 15 分値が 44％ であり，非切除の方針で全身化学療法を開始した。ソラフェニブ 800mg を 2 ヵ月間投与したところで画像評価上 PD と判定された。ソラフェニブへの忍容性が良好かつ Child-Pugh A の肝機能を有したので，レゴラフェニブの適応と判断して同薬 160mg を開始した。開始早々の 1 クール目に grade 3 の AST 上昇を示したため，休薬とした。その後，AST の回復を待って 40mg から再開して徐々に増量した。現在 5 ヵ月の投与期間が得られているが，120mg で維持し，画像評価では病勢安定（SD）判定を得た。肝機能悪化時には，減量して注意深く経過をみることも選択肢だが，本例では短期の休薬で AST は回復し，その後の再開増量がスムースに行えた。当院ではレゴラフェニブの導入目的での入院は必要ないと考えているが，投与初期においては採血を含めた頻回の外来診察が望ましい。

▶ Ⅵ．レゴラフェニブの承認がHCC治療に与えるインパクト

本邦の現状では，ソラフェニブを導入した進行 HCC 患者の 3 割程度がレゴラフェニブを用いた 2nd line に移行できる予想であるが[6]，今後はもう少し増える可能性も高い。すなわち，近年では全身化学療法をより長期に継続させるために，その導入時期が早まる傾向にあって，繰り返しの TACE 治療を長引かせることなく次治療である全身化学療法に移行させるという考え方が広まりつつあるからである。これは，幅広く TACE の適応患者を含んでいた BCLC stage B（intermediate stage）の亜分類化[7,8]という提案にもつながっている。RESORCE 試験にエントリーされた症例の予後をソラフェニブ開始時に遡って合算すると，26 ヵ月であったとの追加報告もあった。Post hoc 解析であり，ただちに参考となる数字ではないが，これまで BCLC stage B で TACE 導入症例の予後が 2 年あまりであったことをかんがみると，今後全身化学療法への期待が高まることは間違いない。

今後も新たに全身化学療法薬が上市され，HCC も多剤化学療法時代に突入するが，われわれには手元にある治療薬を一つ一つ有効かつ安全に使いこなしていくことが求められる。2nd line 治療薬として現時点で唯一選択できるレゴラフェニブにおいては，適格症例選択の遵守が何よりも大切である。また，副作用が比較的早期から出現することや肝機能悪化が生命予後に直結することなどを念頭において，フォローアップする必要がある。

参考文献

1) Bruix J, Qin S, Merle P, et al : Regorafenib for patients with hepatocellular carcinoma who progressed on sorafenib treatment (RESORCE) : a randomised, double-blind, placebo-controlled, phase 3 trial. Lancet 389 : 56-66, 2017
2) Wilhelm SM, Dumas J, Adnane L, et al : Regorafenib (BAY 73-4506) : a new oral multikinase inhibitor of angiogenic, stromal and oncogenic receptor tyrosine kinases with potent preclinical antitumor activity. Int J Cancer 129 : 245-255, 2011
3) Wilhelm SM, Carter C, Tang L, et al : BAY 43-9006 exhibits broad spectrum oral antitumor activity and targets the RAF/MEK/ERK pathway and receptor tyrosine kinases involved in tumor progression and angiogenesis. Cancer Res 64 : 7099-7109, 2004
4) Zhu YJ, Zheng B, Wang HY, et al : New knowledge of the mechanisms of sorafenib resistance in liver cancer. Acta Pharmacol Sin 38 : 614-622, 2017
5) Yokosuka O, Gerold M, Bruix J : Regorafenib as secondline treatment for patients with HCC who progressed in sorafenib : Japanese subgroup analysis of phase 3 RESORCE trial. 第 53 回日本肝臓学会総会 58 : A65，2017
6) Ogasawara S, Chiba T, Ooka Y, et al : Characteristics of patients with sorafenib-treated advanced hepatocellular carcinoma eligible for second-line treatment. Invest New Drugs 36 : 332-339, 2018
7) Bolondi L, Burroughs A, Dufour JF, et al : Heterogeneity of patients with intermediate (BCLC B) Hepatocellular Carcinoma : proposal for a sub-classification to facilitate treatment decisions. Semin Liver Dis 32 : 348-359, 2012
8) Yamakado K, Miyayama S, Hirota S, et al : Sub-grouping of intermediate-stage (BCLC stage B) hepatocellular carcinoma based on tumor number and size and Child-Pugh grade correlated with prognosis after transarterial chemoembolization. Jpn J Radiol 32 : 260-265, 2014

監修：日本消化器内視鏡学会

上部・下部消化管内視鏡スクリーニング検査を行う
すべての医療従事者のマニュアル本として…

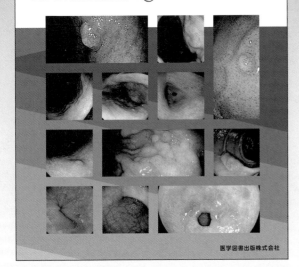

上部消化管内視鏡スクリーニング検査マニュアル

A4版　フルカラー
定価：（本体 4,800 円 + 税）
ISBN：978-4-86517-216-4

下部消化管内視鏡スクリーニング検査マニュアル

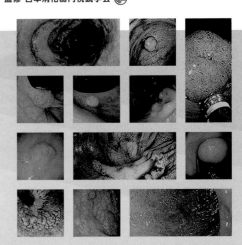

A4版　フルカラー
定価：（本体 4,800 円 + 税）
ISBN：978-4-86517-268-3

詳しくは▶URL：http://www.igakutosho.co.jp　または、医学図書出版 で 検索

医学図書出版株式会社

〒113-0033　東京都文京区本郷 2-27-18（本郷 BN ビル 2 階）
TEL：03-3811-8210　FAX：03-3811-8236
URL：http://www.igakutosho.co.jp
E-mail：info@igakutosho.co.jp

連載

新しい診断・薬の情報
リファキシミン

遠藤　啓, 佐藤　琢郎, 滝川　康裕
岩手医科大学消化器内科肝臓分野*

▶ はじめに

　肝性脳症は肝臓の解毒・代謝能低下あるいは門脈大循環短絡に伴って門脈内の昏睡起因物質が大循環に流入するために起こる代謝性脳症である。精神神経機能異常により患者のQOLを著しく低下させることから肝硬変の重大な合併症の一つである[1]。肝性脳症は顕性脳症と潜在性（ミニマル）肝性脳症に分類される。顕性脳症は指南力低下など臨床的に明らかな精神神経機能異常であり、ミニマル肝性脳症とは、顕性の意識障害は認めないが、定量的精神神経機能検査で異常を認める状態である[2]。

　これまで蛋白制限、合成二糖類（ラクツロース、ラクチトール）、分岐鎖アミノ酸製剤などを中心とした治療が行われ、これらの治療による改善が乏しい場合に国内未承認ながらアンモニア産生菌の抑制を目的に難吸収性抗菌薬が用いられてきた。

　1985年にイタリアでリファマイシン系抗菌薬であるリファキシミンの高アンモニア血症に対する効能が認められて以来、欧米では肝性脳症における薬物として頻用されていた。2016年から本邦で保険収載され、難治性肝性脳症に対して効果が期待されている。

　本稿では、リファキシミンの使用方法、治療効果、今後の展望などについて概説する。

▶ I. 肝性脳症に対する一般的治療

　臨床病型や合併症の把握とともに、昏睡度（表1）を評価した後に治療法を選択する（図1）。肝性脳症は腸管由来のアンモニアなどの中毒性物質が原因となるため、便秘や高蛋白食、消化管出血がその誘因となる。また、腹水コントロールのために使用されている利尿薬の過剰投与や感染による血液濃縮も発症の誘因となり得る。それらの誘因・増悪因子の是正が治療の基本となる。

　分岐鎖アミノ酸製剤の輸液製剤は血中および脳内の血中アミノ酸インバランスの是正による脳内神経伝達障害の改善を目的とし、速効性が期待できる。昏睡期に使用するが、肝機能が高度に低下している場合は過剰な窒素負荷となり、肝性脳症を悪化させる可能性があるので禁忌である。

　栄養療法については昏睡Ⅲ度以上または経口摂取不能時には絶食とし糖質を中心とした静脈栄養管理を行う。肝性脳症の既往のある場合や蛋白不耐症を有する場合は蛋白1.0～1.2g/kg/日の低蛋白食とし、肝不全用経腸栄養剤の併用が行われている。肝性脳症がⅡ度以下となれば分岐鎖アミノ酸製剤の経口投与が検討される。肝硬変では肝グリコーゲン貯蔵能が低下しているため、空腹時には飢餓状態となりやすく、これを防ぐために1日4～6回の分割食や就寝前夜食(late evening snack: LES)が推奨されている。これは血中アミノ酸インバランスの是正のみならず肝硬変患者の栄養状態を改善させる。

　合成二糖類は肝性脳症治療の基本的な薬剤である。主に腸管内pH低下と緩下作用により血中アンモニアを低下させ、アンモニア産生菌の増殖抑制効果や腸内容物の排泄促進効果を発揮する。経口投与困難な場合はシロップ製剤を、微温湯または生理食塩水で希釈して高圧浣腸を行う。重篤な副作用は稀であるが、下痢、腹痛などの消化器症状や特有の味による不耐容の問題も指摘されている[3]。

　肝硬変患者ではカルニチンや亜鉛が欠乏していることが多い。カルニチンと亜鉛は尿素回路の促進に必要な物質であるため、その補充により血中アンモニアを低下させる。そのためカルニチン、亜鉛の補充は肝性脳症に有効と報告されている[4,5]。

Kei Endo, Takuro Sato and Yasuhiro Takikawa
Division of Hepatology, Department of Internal Medicine, Iwate Medical University

＊盛岡市内丸19-1（019-651-5111）〒020-8505

連載
新しい診断・薬の情報

表1 肝性脳症の昏睡度分類（犬山シンポジウム，1982年より引用）

昏睡度	精神病状	参考事項
I	睡眠・覚醒リズムの逆転 多幸気分，ときに抑うつ状態 だらしなく，気にとめない態度	Retrospective にしか判定できない場合が多い
II	指南力（時・場所）障害，物を取り違える（confusion） 異常行動（例：お金をまく，化粧品をゴミ箱に捨てるなど） ときに傾眠状態（普通の呼びかけで開眼し，会話ができる） 無礼な言動があったりするが，医師の指示に従う態度をみせる	興奮状態がない 尿，便失禁がない 羽ばたき振戦あり
III	しばしば興奮状態，またはせん妄状態を伴い，反抗的な態度をみせる 嗜眠状態（ほとんど眠っている） 外的刺激で開眼しうるが，医師の指示に従わない，または従えない（簡単な命令には応じる）	羽ばたき振戦あり（患者の協力が得られる場合） 指南力は高度に障害
IV	昏睡状態（完全な意識の消失） 痛み刺激に反応する	刺激に対して，払いのける動作，顔をしかめるなどがみられる
V	深昏睡 痛み刺激にもまったく反応しない	―

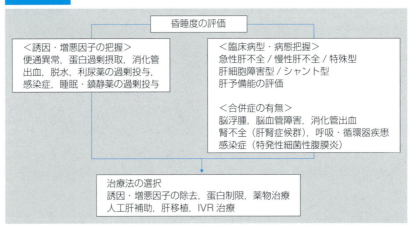

図1 肝性脳症の治療方針

II. リファキシミンの特徴

リファキシミンはリファマイシン系抗菌薬であり，細菌の DNA 依存性 RNA ポリメラーゼ b-サブユニットに結合して RNA 合成を阻害する。グラム陽性菌・陰性菌，好気性菌・嫌気性菌に対して広い抗菌スペクトラムをもつ。腸管からの吸収率が 0.4％未満と極めて低いため，腸管内での抗菌活性を維持でき，全身への移行に伴う副作用が少ない。そのため，従来の難吸収性抗菌薬で問題となった長期投与に関しても安全性が高いと考えられる[6]。肝硬変患者では健常者に比べて血中濃度が高値を示すが，リファンピシンやネオマイシンに比較して低値であることが報告されている[7]。海外では作用が腸管内に限局する特徴を利用して，旅行者下痢症，憩室炎などの消化管疾患に対しても用いられている。

III. 肝性脳症に対するリファキシミン治療

1. 顕性脳症に対する効果

Kimer らは肝性脳症に対するリファキシミンの効果を検討した19のランダム化比較試験を対象としたメタ解析において，リファキシミンは合成二糖類，リファキシミン以外の難吸収性抗菌薬，プラセボに比して顕性脳症からの改善率が高いのみならず（相対リスク比 0.59, 95% CI：0.46-0.76），死亡率をも低下させたと報告している（相対リスク比 0.68, 95% CI：0.48-0.97）[8]。合成二糖類との比較では Mas らは103例の Grade 1～3の肝性脳症患者を対象としたランダム化比較試験において，リファキシミン 1,200mg/日はラクチトール 60g/日と比較して，血中アンモニア値や昏睡度を有意に改善させ，完全覚醒率が高率（53％ vs 37％）

であったことを報告している[9]。また，この報告では両群に重篤な副作用を認めず，リファキシミンは有効で安全性が高いと結論づけている。

一方，合成二糖類との併用効果について検討した報告もある。Sharma らは 120 例の Grade 2 以上の肝性脳症患者を対象としたランダム化比較試験において，リファキシミン 1,200mg とラクツロースとの併用がラクツロース単独に比較して完全覚醒率が高率（76% vs 50.8%，$P < 0.004$）であり，10 日以内の死亡率が有意に低率であったと報告している[10]（図2）。また，この報告ではリファキシミン併用群で敗血症による死亡が有意に低値で，入院期間を短縮させたと報告されている。本研究の対象は Child-Pugh score 9.7 ± 2.8，MELD score 24.6 ± 2.8，肝性脳症の Grade 3 以上が 80% と重症例が多くを占めており，今後，肝硬変の重症度と昏睡度を勘案した合成二糖類との併用の位置づけについてエビデンスの集積が必要と思われる。

2．肝性脳症再発抑制に対する効果

リファキシミンは米国 FDA により肝性脳症の 2 次予防薬として承認されているが，Bass らによる多施設共同ランダム化比較試験が根拠となっている[11]。過去 6 ヵ月以内に 2 回以上の肝性脳症発症歴がある患者 299 例をリファキシミン（1,100mg）群とプラセボ群にランダムに割り付け，肝性脳症再発までの期間を観察した。その結果，リファキシミンは肝性脳症再発を有意に抑制し（ハザード比 0.42，95% CI：0.28-0.64，$P < 0.001$）（図3）[11]，肝性脳症に関連した入院も低下させた（ハザード比 0.50，95% CI：0.29-0.87，$P = 0.01$）。この報告では両群の 90% 以上がラクツロースを投与されており，実質的にはラクツロースに対するリファキシミンの上乗せ効果を評価したものとなっていることに注意が必要である。

さらに前述した Kimer らのメタ解析においても，リファキシミンは対照群に比して脳症の再発を有意に抑制することが報告されている（相対リスク比 1.32，95% CI：1.06-1.65）[8]。

3．リファキシミンの位置づけ

欧米のガイドラインでは，顕性脳症に対する第一選択薬はラクツロースとしており，効果不十分の場合に上乗せして投与する第二選択薬として位置づけられている[12,13]。わが国の「肝硬変診療ガ

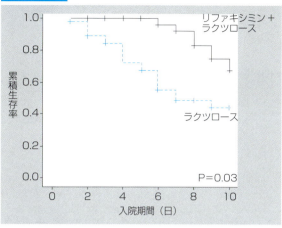

図2　リファキシミン併用による生存率への影響（文献 10 より引用改変）

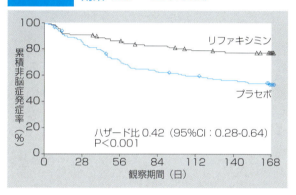

図3　リファキシミンの肝性脳症再発抑制効果（文献 11 より引用改変）

イドライン 2015 改訂第 2 版（日本消化器病学会編）」においてもリファキシミンを初めとする腸管非吸収性抗菌薬投与は，初発・再発を問わず肝性脳症患者の脳症パラメータを改善するため，行うことが提案されている（推奨の強さ 100%，エビデンスレベル A）。

4．今後の展望

以上のようにリファキシミンは肝性脳症に対する有用性のエビデンスが集積しつつある。さらに，リファキシミンは肝性脳症に対する効果のみならず，静脈瘤出血，特発性細菌性腹膜炎，肝腎症候群などの合併症発現率の低下と生存率を有意に改善することが報告されている[14]。

一方で，リファキシミンの長期投与は耐性菌の出現や電解質異常，合成二糖類に比較して高額であることなどから，本剤の使用は合成二糖類で効果不十分の肝性脳症患者に対して短期投与に限定すべきとの意見もある[15]。

今後は，長期投与による有効性や安全性，さらにはミニマル肝性脳症への効果に関するエビデンスの集積が期待される。

参考文献

1) Bajaj JS：Minimal hepatic encephalopathy matters in daily life. World J Gastroenterol 14：3609-3615, 2008
2) Stewart CA, Smith GE：Minimal hepatic encephalopathy. Nat Clin Pract Gastroenterol Hepatol 4：677-685, 2007
3) Eltawil KM, Laryea M, Peltekian K, et al：Rifaximin vs. conventional oral therapy for hepatic encephalopathy：a meta-analysis. World J Gastroenterol 18：767-777, 2012
4) Jiang Q, Jiang G, Shi KQ, et al：Oral acetyl-L-carnitine treatment in hepatic encephalopathy：view of evidence-based medicine. Ann Hepatol 12：803-809, 2013
5) Takuma Y, Nouso K, Makino Y, et al：Clinical trial：oral zinc in hepatic encephalopathy. Aliment Pharmacol Ther 32：1080-1090, 2010
6) Mullen KD, Sanyal AJ, Bass NM, et al：Rifaximin is safe and well tolerated for long-term maintenance of remission from overt hepatic encephalopathy. Clin Gastroenterol Hepatol 12：1390-1397, 2014
7) Patidar KR, Bajaj JS：Antibiotics for the treatment of hepatic encephalopathy. Metab Brain Dis 28：307-312, 2013
8) Kimer N, Krag A, Møller S, et al：Systematic review with meta-analysis：the effects of rifaximin in hepatic encephalopathy. Aliment Pharmacol Ther 40：123-132, 2014
9) Mas A, Rodés J, Sunyer L, et al：Comparison of rifaximin and lactitol in the treatment of acute hepatic encephalopathy：results of a randomized, double-blind, double-dummy, controlled clinical trial. J Hepatol 38：51-58, 2003
10) Sharma BC, Sharma P, Lunia MK, et al：A randomized, double-blind, controlled trial comparing rifaximin plus lactulose with lactulose alone in treatment of overt hepatic encephalopathy. Am J Gastroenterol 108：1458-1463, 2013
11) Bass NM, Mullen KD, Sanyal A, et al：Rifaximin treatment in hepatic encephalopathy. N Engl J Med 362：1071-1081, 2010
12) Vilstrup H, Amodio P, Bajaj J, et al：Hepatic encephalopathy in chronic liver disease, 2014 Practice Guideline by the American Association for the Study of Liver Diseases and the European Association for the Study of the Liver. Hepatology 60：715-735, 2014
13) American Association for the Study of Liver Diseases；European Association for the Study of the Liver：Hepatic encephalopathy in chronic liver disease：2014 practice guideline by the European Association for the Study of the Liver and the American Association for the Study of Liver Diseases. J Hepatol 61：642-659, 2014
14) Vlachogiannakos J, Viazis N, Vasianopoulou P, et al：Long-term administration of rifaximin improves the prognosis of patients with decompensated alcoholic cirrhosis. J Gastroenterol Hepatol 28：450-455, 2013
15) Zullo A, Hassan C, Ridola L, et al：Rifaximin therapy and hepatic encephalopathy：Pros and cons. World J Gastrointest Pharmacol Ther 3：62-67, 2012

各都道府県における肝疾患対策取り組みの現状
愛媛県における肝疾患対策取り組みの現状

渡辺　崇夫[*1,2]，日浅　陽一[*1,2]

愛媛大学大学院医学系研究科消化器・内分泌・代謝内科学[*1]，愛媛大学医学部附属病院肝疾患診療相談センター[*2]

▶ はじめに

　愛媛県では2008年4月1日に愛媛大学医学部附属病院を肝疾患診療拠点病院に，県内14ヵ所の医療機関を肝疾患専門医療機関に指定して医療体制を整備している。また，拠点病院である愛媛大学附属病院内の消化器・内分泌・代謝内科学，肝胆膵・移植外科学と県内の肝疾患専門医療機関14ヵ所にその他の施設も加え愛媛肝炎ネットワーク（EKEN study group）を組織し，診療データの集積・解析や情報提供・交換によって肝疾患診療の向上・均てん化に取り組んでいる。

　肝がん（肝および肝内胆管）の75歳未満年齢調整死亡率を都道府県別でみると，愛媛県は過去5年以上連続でワースト7位以内であり，最新2016年の統計ではワースト1位という不名誉な状況となっている。厚生労働省は，国民が少なくとも一生に一度は何らかの形で肝炎ウイルス検査を「受検」し，検査が陽性であれば，適切な医療機関において精密検査を「受診」し，可能な限り抗ウイルス療法を始めとする治療を「受療」する3ステップが重要であるとしている。愛媛大学医学部附属病院肝疾患診療相談センターでは愛媛県と綿密に連携し，3ステップをスムーズに進めることで肝疾患による死亡率を減少させることを目的に後述のようにさまざまな取り組みを行っている。

▶ I. 肝炎ウイルス検査の実施状況

　肝炎対策基本法において国民は必要に応じ肝炎ウイルス検査を受検するように努めなければならないとされており，一般に無症状である肝炎において肝炎ウイルス検査が必須であることはいうまでもない。愛媛県では，健康増進法に基づき，松山市を除く市町が行う肝炎ウイルス検診と，県保健所および松山市が行う感染症の予防および感染症の患者に対する医療に関する法律に基づく検査を行っている。後者は保健所で行う検査に加え，検査実施医療機関として県医師会に届け出をした医療機関で行う委託検査がある。いずれも無料で施行可能である。しかしながら，平成26年度の特定感染症検査等事業，健康増進事業報告による都道府県別の対20歳以上人口に対するB型肝炎ウイルス検査・C型肝炎ウイルス検査の実施者数では，愛媛県はワースト5位，3位という状況である[1]。「肝炎ウイルス感染状況・長期経過と予後調査及び治療導入対策に関する研究」[2]において行われた肝炎ウイルス検査後の意識同行調査によると愛媛県では肝炎ウイルス検査を受けたことがあるかという問いに対し，受けたことがないあるいは受けたかどうか分からないと回答した方がそれぞれ11％，5％みられたが，そのなかで，無料で肝炎検査を受けられることを知らなかったと答えた方が95％であった。肝がんによる死亡率の低下の目標に向けて無料肝炎検査の普及が重要な課題であることが分かる。当センターと愛媛県では以降で述べる県民に対する肝炎の啓発活動を積極的に行っているが，それによると図1に示すように受検者は増加傾向であり効果がみられ始めていると考えており，今後も啓発活動を継続していきたいと考えている。

▶ II. 一般住民に対する啓発活動

　世界保健機構（WHO）はウイルス性肝炎の蔓延防止と差別・偏見の解消を図ることを目的として7月28日を世界肝炎デーに制定した。日本でも厚生労働省が，同日を日本肝炎デーと定め，世界および日本肝炎デーを含む1週間を肝臓週間として肝疾患に関する正しい知識の普及と予防の重要性を知ってもらうための啓発活動の強化期間としている。当センターでは2012年から，肝臓週間に合わせて，松山市の中心部で街頭キャンペーンを行い，肝炎検査の早期受診などを呼びかけている。キャンペーンへの参加者，参加・協力していただく団体は例年増加しており，今年度は大学から肝

Takao Watanabe[*1,2] and Yoichi Hiasa[*1,2]
Department of Gastroenterology and Metabology, Ehime University Graduate School of Medicine[*1]; Center for Liver Diseases Support, Ehime University Hospital[*2]
＊1 東温市志津川454（089-960-5308）〒791-0295

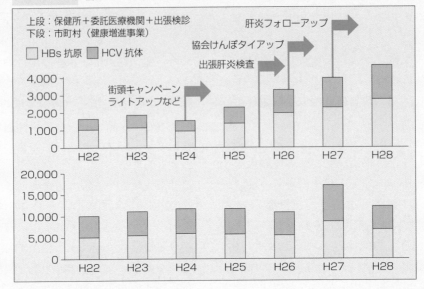

図1 愛媛県における肝炎検査受検者数の推移
当センターの取り組みにより肝炎ウイルス検査の受検者数は増加傾向である。

疾患診療相談センター，肝炎医療コーディネーターをはじめ，看護部（当科関連病棟，内科外来），総合診療サポートセンター，栄養部と複数部所から参加した。また大学外からは愛媛県健康増進課，全国健康保険協会（協会けんぽ）愛媛支部，松山市保健所，愛媛新聞社，さらに肝炎患者団体の方々にも参加をいただき年々盛り上がりを増してきている。

愛媛県では啓発活動の一環として出張肝炎検査も積極的に行っている。例えばイベント型の出張検査として毎年7月に開催される「健康フェスタinえひめ」という，2日間で計2万人ほどが来場する大きなイベントに肝炎ブースを設置し無料肝炎検査を行った。用意していた400名が検査を受け，複数の陽性者がみられた。また平成29年度は前述の肝臓週間に行っている街頭キャンペーンでも無料肝炎検査を行った。

肝炎，肝がん撲滅を目指して，厚生労働省は肝炎総合対策推進国民運動として「知って，肝炎プロジェクト」を全国で展開している。愛媛県は肝がん死亡率が全国のなかでも高い県として推移しており，平成29年度，「知って，肝炎プロジェクト」での集中広報県に指定された。前述の「健康フェスタinえひめ」での活動も同プロジェクトの一環として行われており，スペシャルサポーターも来場した。

一般住民を対象とした公開講座も毎年行っている。平成29年度も肝臓週間に合わせた7月と11月に2回開催した。当センターでは愛媛新聞社とのコラボレーションも積極的に行っている。平成28年度より毎年11月に行っている市民公開講座は，愛媛新聞社との独自のコラボ企画であり，他にも愛媛新聞社に肝炎に対する啓発記事を複数回掲載していただいている。

▶ III. 職域をターゲットとしたアプローチ

労働安全衛生法第六十六条では「事業者は，労働者に対し，厚生労働省令で定めるところにより，医師による健康診断を行わなければならない」とされている。一方，労働人口比率60％ほどのうち，雇用者は80％程度を占めており[3]，これらの方々は職場での健康診断を受けることになり，職域へのアプローチは非常に重要であると考えられる。当センターでは協会けんぽ愛媛支部とタイアップして啓発活動を行っている。愛媛県内に協会けんぽ加入事業所が23,000ほどあるが，約1万部配る広報誌で，肝炎検査についての啓発のページを掲載していただいている。また協会けんぽ愛媛支部のホームページにて雇用者に向け，さらに事業者向けにも啓発記事を掲載していただいている。また平成28，29年度と15秒ほどの肝炎啓発のCMを作成していただき県内の民放テレビで放映された。また平成27年2月に愛媛県と協会けんぽ愛媛支部は県民健康づくり計画などに掲げる健康づくりの推進に向けた取り組みを通じて，県民の健康的な生活の実現を図ることを目的に「健康づくり

図2 当センターにおける肝疾患就労(両立)相談患者の内訳

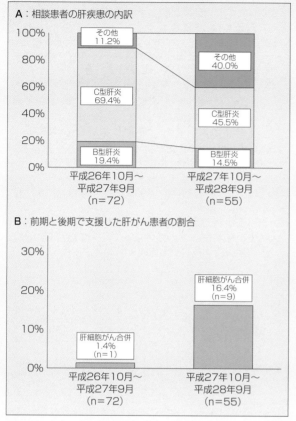

図3 愛媛県における肝疾患対策の取り組み

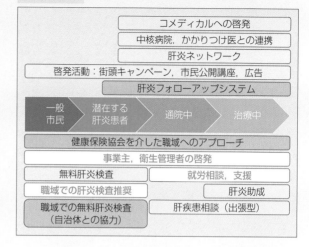

の推進に向けた包括的連携に関する協定」を締結し、その仲介役を当センターが務めた。その連携・協力事項の一つに肝炎ウイルス感染者の早期発見および重症化予防をあげている。平成29年度の新たな取り組みとして、協会けんぽ愛媛支部の協力により、被扶養者に対して実施する特定健診検査会場において出張肝炎ウイルス検査を実施したり、健康保険委員の研修会で肝炎の県内における状況と肝炎ウイルス検査の啓発を研修するなどに取り組んだ。

IV. 肝疾患に対する就労(両立)支援

昨今の社会情勢から、本邦では少子化などに伴い就労人口が低下しており、将来への展望としていかに限られた労働力を有効に利用して社会生産効率に結びつけることができるかということが課題となっている。それは社会に大きくかかわる医療も例外ではなく、むしろ今後その状況に医療機関は積極的にかかわり、協力していくことを求められるようになってきている。最近、いろいろな

ところで耳にするようになった「一億総活躍社会」がそれであり、その実現のために国は経済の活性化と福祉を充実させることを促す政策を展開している[4]。就労および仕事の継続を阻害する要因は何か。国はその要因として、子育て、介護、治療を認識している[5]。そのなかで治療について、病気を治療しつつ就労を継続できる社会の体制作りが必要であり、そのための支援として注目されているのが就労(両立)支援である。愛媛大学医学部附属病院では平成26年10月15日より肝疾患に関する就労支援相談窓口を開設している。内科外来の診察室にて、週1回、9～15時まで愛媛県社会保険労務士会の協力により社会保険労務士5名が交代で愛媛大学医学部附属病院にきて、無料相談に対応していただいている。当センターでの相談人数は、平成26年10月の開設から平成29年5月までの約2年半で延べ146人であり、月平均4.4人であった。図2Aに相談患者の基礎疾患の傾向を示す。平成27年9月までとそれ以降に分けると、C型肝炎の患者比率が70％から50％まで減少していることがわかる。その他の内訳として、ウイルス性肝炎の治療成績向上により、相対的に生活習慣病としての非アルコール性脂肪肝炎が増加し、相談対象として外来よりも入院中の患者が多く含まれる傾向のため、自己免疫性肝炎、原発性胆汁性胆管炎などのさまざまな肝臓の慢性疾患の相談が増えている現状がある。また最近、肝がんを合併する患者の相談件数が増加している(図2B)。外来通院のみではなく、定期的に入院、精査を必要とする肝がんは、就労継続に大きな影響を与えていることが伺われる。

▶ おわりに

愛媛大学医学部附属病院肝疾患診療相談センターと愛媛県，また協会けんぽ愛媛支部，愛媛新聞社などがともに行っている肝疾患対策の主だったものについて概説した。愛媛県における肝疾患対策の取り組みを図3にまとめた。今後も行政・健康保険組合・マスメディアなどと連携をより密にし，効果的な啓発活動を模索していくことが愛媛県の肝がん死亡率を低下させることにつながると考え，活動を継続・発展していく。

参考文献

1) 厚生労働省健康局がん・疾病対策課肝炎推進室：今後の肝炎総合対策. 4-5, http://www.kanen.ncgm.go.jp/archive/conference/council/20170721council2.pdf, 2017
2) 海嶋照美，藤井紀子，松岡俊彦，他：肝炎ウイルス検査受検状況と検査後の医療機関受診率の検討—都道府県別にみた認識受検率と非認識受検率—. 肝臓 57：634-648, 2016
3) 愛媛県庁編：平成27年国勢調査結果（確報）. http://www.pref.ehime.jp/toukeibox/datapage/kokutyou/2015/kokutyou-p02.html, 2018
4) 内閣官房内閣広報室編：一億総活躍社会の実現. https://www.kantei.go.jp/jp/headline/ichioku-soukatsuyaku/
5) 内閣官房内閣広報室編：働き方改革実現会議. https://www.kantei.go.jp/jp/97_abe/actions/201609/27hatarakikata.html, 2016

連載
エキスパート外科医に聞いてみよう

腹腔鏡下肝切除術の進歩と安全性への取り組み

新田　浩幸, 佐々木　章
岩手医科大学医学部外科学講座*

はじめに

　腹腔鏡による肝切除術は，1990年代初めより国内外で徐々に行われるようになったが，当初は部分切除や外側区域切除などの小さな肝切除のみが行われていた[1]。その後，手術手技や手術機器の進歩により徐々に適応術式が広がり，現在では葉切除などの大きな肝切除も安全に行われるようになってきたが，肝切除全体での腹腔鏡下切除率は約10％ともいわれており，一般的に普及したとはいいがたい。技術的困難性が最も大きな要因であると思われるが，創が小さいことによる患者の負担軽減と高い整容性，拡大視効果による精緻な手術が可能になるなど，メリットも多い術式である。後ろ向きの研究ではあるが，日本肝胆膵外科学会のプロジェクト研究で行った肝細胞癌と転移性肝癌に対する腹腔鏡下肝切除と開腹肝切除の比較では，出血量や術後在院日数などの短期成績は腹腔鏡で優れており，長期成績に差はなかったとの報告がある[2,3]。また，最近では世界で初めての前向きランダム化比較試験（大腸癌肝転移，開腹 vs. 腹腔鏡）が報告され，腹腔鏡で術後合併症発生率が低く，術後在院日数も短かったとのデータを示した[4]。今後のさらなる普及が期待される腹腔鏡下肝切除であるが，本稿では積極的に行っている立場から腹腔鏡下肝切除の進歩と安全性への取り組みについて解説する。

I. 腹腔鏡下肝切除の適応術式の変遷

　本邦では1993年頃より学会報告がされるようになり，2010年には腹腔鏡による肝部分切除と外側区域切除が保険収載された。日本内視鏡外科学会が2年ごとに行う内視鏡外科手術に関するアンケート調査をみても，右肩上がりに肝切除症例は増加していたが，2014年11月のマスコミによる腹腔鏡下肝切除における死亡症例報道によって，全国的に一時症例数は減少した[5]（図1）。この報道をうけ，腹腔鏡下肝切除の安全性担保と透明性を上げるため，肝臓内視鏡外科研究会は2015年10月に前向き症例登録制度を導入した。2016年には亜区域切除，区域切除（外側区域を除く），葉切除，3区域切除が保険適応となり，施設基準はあるものの，現在では胆管や血管の合併切除のない腹腔鏡下肝切除はすべて保険適応となっている。

II. 各術式の解説

　腹腔鏡下肝切除は，開腹肝切除よりも術式によって難易度の差が大きい。拡大視によって良好な術野は得られているが，動作制限と三次元的な認識の難しさにより，とくに亜区域切除などでは開腹よりも明らかに難易度が高い。そのため，SYNAPSE VINCENT®（富士フイルム社）をはじめとした術前シミュレーション，ICG蛍光イメージングなどによる術中ナビゲーションなどを用いて，安全な手術を心がけている（図2, 3）。一方，手術手技が完全に確立しており，開腹よりも腹腔鏡のほうを推奨できる術式もある。

1. 部分切除

　最初は外側区域やS6表面などの切除しやすい部位を適応としていたが，現在では腫瘍の占居部位で適応外とすることはない。腫瘍径は3cm以下が好ましい適応であるが，外側区域，S5，S6などは大きな腫瘍であっても無理なく切除できる。技術は要するものの，左側尾状葉，S7，S8などは良い適応である。開腹であれば術野確保と手術操作のために大きな創を必要とするが，腹腔鏡では良好な術野を容易に得ることができる（図4）。下大静脈浸潤，高度癒着症例，多発肝転移などは，安全性と根治性から適応外としている。

2. 外側区域切除

　手術手技が定型化されており，開腹ではなく腹

Hiroyuki Nitta and Akira Sasaki
Department of Surgery, Iwate Medical University School of Medicine

*盛岡市内丸19-1 (019-651-5111) 〒020-8505

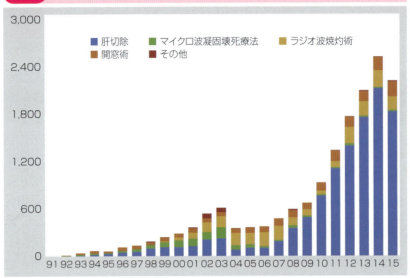

図1　日本内視鏡外科学会のアンケート調査による腹腔鏡下肝切除の年次推移

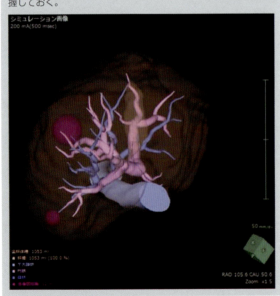

図2　SYNAPSE VINCENT®による術前シミュレーション

亜区域切除において，術前に処理すべきグリソン鞘を立体的に把握しておく。

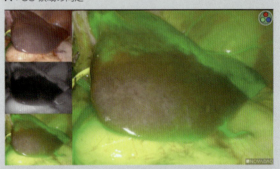

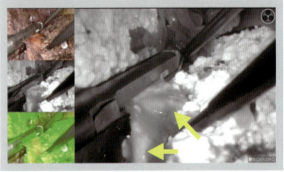

図3　ICG蛍光イメージング

腔鏡で行うべき術式と考えている。短時間で出血も少ない手術であり，術後合併症もほぼない。横隔膜や胃に浸潤がなければ，10cmを超える腫瘍径であっても無理なく施行できる。

3．亜区域切除

できない亜区域切除はないが，現時点では難易度の高い術式である。グリソン鞘先行処理を肝門からアプローチしやすいS3，S5，S6などは比較的容易であるが，腹腔鏡下では超音波ガイド下によるICGの門脈内注入による亜区域同定が困難であるため（数mmの門脈に穿刺する精度がない），S7，S8の亜区域切除は難易度が高い。肝門からのアプローチにこだわらずに肝実質切離を先行し，肝内で支配グリソン鞘を処理することもある。

4．区域切除（内側区域，前区域，後区域）

前区域および後区域切除は，グリソン鞘の確保，中・右肝静脈を露出した肝実質切離も現在では無

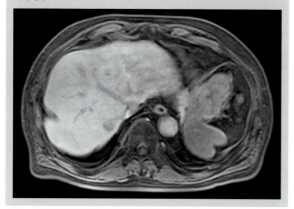

図4 右肝静脈に接するS7領域の大腸癌肝転移
手術難度は高いものの，腹腔鏡下肝切除が有用である部位の一つである。

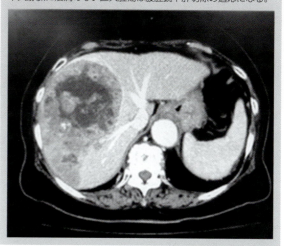

図5 右葉を占める巨大肝細胞癌のCT画像
下大静脈に浸潤のない巨大腫瘍は腹腔鏡下肝切除の適応になる。

理なく施行可能であるが，肝切離面積が広く，右肝静脈系出血のコントロールに難渋することも多いため，術式としては難易度が高い。内側区域切除は，グリソン鞘の処理，肝実質切離は容易であり，難易度は低い。

5．葉切除

外側区域切除，部分切除の次に行いやすく，広く普及することが期待される術式である。とくに左葉切除は外側区域切除の延長線上にあり，導入しやすい術式である。右葉切除を必要とする場合は大きな腫瘍であることも多いが，下大静脈に浸潤がなければ10cmを超える腫瘍であっても腹腔鏡で切除できる。開腹よりも術野は良好であり，その術野をモニター越しに手術スタッフ全員で共有できるメリットがある（図5）。

6．ドナー肝切除

通常の肝切除と比較して，肝臓の摘出直前まで肝動脈，門脈，肝静脈を温存する点で技術的難度が高く，安全性をより配慮しなければならない。限られた施設ではあるが，生体肝移植におけるドナー肝切除を腹腔鏡で行っており，整容性からドナーの満足度は高い（図6）。保険適応ではないため，自費診療となる。

III．安全性への取り組み

前述した腹腔鏡下肝切除の死亡例に関する報道により，社会が腹腔鏡下肝切除は危険であるとの認識をもった。実際は開腹手術と比較して腹腔鏡下肝切除の死亡率が高いという事実はなかったが，肝臓内視鏡外科研究会では腹腔鏡下肝切除の安全性担保と透明性を上げるため，前向き症例登録制度を導入した。現在では，保険診療で腹腔鏡による亜区域切除以上の肝切除を行う場合は，肝臓内視鏡外科研究会とNational Clinical Database（NCD）の両者に術前登録を行うことが義務づけられている。研究会の前向き登録には2017年12月までに6,056例が登録された。研究会の定期報告をみると90日死亡率が0.22％と低率であり，全国で腹腔鏡下肝切除が安全に行われていることが確認できる（図7）。また，研究会では動物を用いた腹腔鏡下肝切除トレーニングを年3回行っている。手術に必要とするさまざまなエネルギーデバイスを使用でき，臨床での肝切除と類似した肝切除を経験できることから，安全な普及に寄与しているものと考えている。

日本内視鏡外科学会には，各関連領域において内視鏡手術に携わる医師の技術を高い基準にしたがって評価し，後進を指導するにたる所定の基準を満たした者を認定する技術認定制度がある。これは，自身が行った手術ビデオを提出して審査・判定される制度であるが，合格率は20～30％と非常に厳しく，肝臓領域の合格者はこれまで全国で37名である（2012～2017年）。この技術認定は腹腔鏡下肝切除を行うのに必須事項ではないが，審査をパスするために肝切除の基本を改めて自身に定着させる機会となり，術中出血に対して行う腹腔鏡下の縫合結紮をトレーニングする必要性もでてくるため，安全な腹腔鏡下肝切除の普及

図6 腹腔鏡下ドナー肝切除（外側区域グラフト）の創部

創が小さく，整容的な満足度が高い。

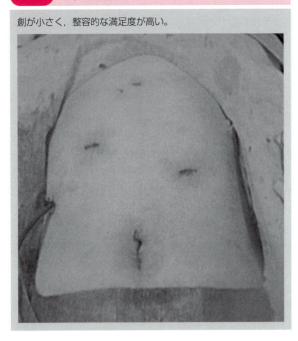

図7 肝臓内視鏡外科研究会の報告による腹腔鏡下肝切除の死亡率

死亡率	
（部分切除，外側区域切除，亜区域切除，区域切除，葉切除）	
30日死亡率 0.12% (5/4,095)	90日死亡率 0.22% (9/4,095)
適応拡大された術式の死亡率	
（亜区域切除，区域切除，葉切除）	
30日死亡率 0.22% (2/891)	90日死亡率 0.67% (6/891)

（2015年10月～2017年12月）

と技術の客観的評価に有用な制度である。

おわりに

　腹腔鏡下肝切除術の現状と安全性への取り組みを解説した。まだ一般的な手術とはいいがたく，施行可能な術式も施設間で差を認めるが，ここ数年をみてもこの領域の進歩は著しく，ロボット手術はもちろんのこと，中長期的にみれば人工知能などの分野も関連してくると推察される。しかし，安全性と根治性が重要であることに変わりはなく，これらを担保しながら，さらなる発展と普及が期待される領域である。

参考文献

1) Gagner M, Rheault M, Dubuc J : Laparoscopic partial hepatectomy for liver tumor. Surg Endosc 6 : 97-98, 1992
2) Takahara T, Wakabayashi G, Beppu T, et al : Long-term and perioperative outcomes of laparoscopic versus open liver resection for hepatocellular carcinoma with propensity score matching : a multi-institutional Japanese study. J Hepatobiliary Pancreat Sci 22 : 721-727, 2015
3) Beppu T, Wakabayashi G, Hasegawa K, et al : Long-term and perioperative outcomes of laparoscopic versus open liver resection for colorectal liver metastases with propensity score matching : a multi-institutional Japanese study. J Hepatobiliary Pancreat Sci 22 : 711-720, 2015
4) Fretland ÅA, Dagenborg VJ, Bjørnelv GMW, et al : Laparoscopic Versus Open Resection for Colorectal Liver Metastases : The OSLO-COMET Randomized Controlled Trial. Ann Surg 267 : 199-207, 2018
5) 内視鏡外科手術に関するアンケート調査—第13回集計結果報告—．日内視鏡外会誌 21：655-810, 2016

Magnetic Resonance elastographyによる肝線維化評価：背景肝による変化

角田　晃久[*1]，渋谷　剛一[*1]，岩村　暢寿[*1]，沼尾　宏[*2]，佐藤　兼也[*1]，
斉藤　哲宏[*1]，横山　陽子[*1]，山内　良一[*1]，浅利　達彦[*1]，若佐谷拓也[*1]

青森県立中央病院放射線部[*1]，同消化器内科[*2]

要旨　慢性肝疾患マネジメントでは肝線維化評価は患者予後を予測する上で重要で肝生検が現在 gold standard とされているが侵襲的である。近年注目されている magnetic resonance elastography（MRE）は非侵襲的評価であり，これにより得られた肝の硬さは肝線維化スコアと良好に相関し，肝線維化指標として有用と報告されている。今回われわれは異なる背景肝疾患における MRE の肝線維化ステージ診断能を評価した。

Key Words　MR elastography，肝線維化スコア，慢性肝疾患

はじめに

ウイルス性肝炎をはじめとした慢性肝疾患マネジメントにおいて肝線維化評価は肝癌発生および患者予後を予測する上で重要とされており[1]，肝生検が現在 gold standard とされている。しかし非常に侵襲的であり，経過観察時に繰り返し施行することはできない。このため，非侵襲的評価として magnetic resonance elastography（MRE）や超音波 elastography（USE）など画像診断装置を用いた肝弾性率の測定や肝線維化マーカーなどが近年注目を集めている[2～4]。

MRE は振動の周波数と波長から弾性率（＝硬さ）を計測できることを利用し，体表から体内に振動を与え肝内を通過する振動波から肝の硬さを算出する。これによって得られた肝の硬さは肝線維化スコアと良好な相関を示し，肝線維化指標としての有用性が報告されている[5～7]。今回われわれは慢性 C 型肝炎をはじめ他の背景肝疾患の患者における MRE による肝線維化ステージの診断能を評価した。

I．対象・方法

2015 年 6 月～2016 年 5 月に当院で肝生検と MRE を施行した 116 症例を検討した。性別は男性 51 例，女性 65 例，年齢は 18～83 歳（平均 64 歳），背景肝疾患の内訳は慢性 C 型肝炎（HCV）86 例，慢性 B 型肝炎（HBV）3 例，自己免疫性肝炎（AIH）10 例，原発性胆汁性肝硬変（PBC）5 例，非アルコール性脂肪性肝疾患（NAFLD）/非アルコール性脂肪肝炎（NASH）5 例，その他 7 例であった（表 1）。

MRI 装置は Discovery MR750 3.0T（GE Healthcare）を用いた。MRE 用の振動発生装置を用い，60Hz の物理的振動を体表（胸壁）から肝に浸透させ，次に振動に同期した傾斜磁場により生じる肝実質のプロトンの位相差から画像ワークステーション（WS）上のプログラムを用いエラストグラム（カラーマップ）を作成した。エラストグラム上では評価者が肝右葉に設定した関心領域（ROI）の数値が肝の弾性率となる（弾性率の単位は kPa）。撮像シークエンスは Single Shot EPI を使用し，主なパラメーターは，TE 59.2ms，振動数 60Hz，撮像範囲 42×42cm，Matrix は 64×64，Flip Angle 90°，スライス厚は 10mm であった。エラストグラムは解剖学的位置情報の把握が困難なため，エラストグラムと T2 強調像の Fusion 画像を WS にて作成し，ROI を設定して計測することとした。肝 4 スライスに ROI を設定し，弾性率を求め，その平均値を使用した。

肝線維化評価には組織学的肝線維化スコア

*1 青森市東造道 2-1-1（017-726-8111）〒030-8553

表1 患者背景

背景肝	病理	年齢	性別（M:F）	MRE (kPa)	AST (IU/L)	ALT (IU/L)	Plt (×10⁴ μL)	核酸アナログ内服
HCV	F0/A1	53±9	0:3	2.07±0.3	22±3	13±3	27.8±5.0	
	F1:F1/A1:F1/A2 =3:23:6	64±10	16:16	2.95±0.54	34±15	37±20	17.0±5.2	
	F2/A1:F2/A2 =11:11	69±9	13:9	3.84±1.23	55±38	60±48	14.7±5.9	
	F3/A1:F3/A2 =5:11	63±10	10:6	5.20±1.31	83±69	100±90	11.1±4.1	
	F4:F4/A1:F4/A2 =2:3:8	71±12	3:10	6.67±1.87	66±30	69±49	10.1±2.6	
HBV	F1/A1	62	0:1	2.26	33	36	15.8	なし
	F2/A1	60	1:0	2.09	20	21	12.1	なし
	F3	63	1:0	4.67	20	18	15.3	なし
AIH	F0	64±9	0:2	2.48±0.005	41±16	41±22	18.4	
	F1:F1/A1:F1/A2 =3:1:1	66±19	1:4	3.29±0.67	132±62	241±128	17.5±1.7	
	F2/A3	49	0:1	4.14	263	419	13.7	
	F3	53	1:0	3.25	33	38	26.8	
	F4/A3	62	0:1	5.70	89	122	12.5	
PBC	F0	52	0:1	2.17	28	29	28.5	
	F1/A1	68	0:1	2.28	32	37	16.2	
	F2	46±4	1:1	2.94±0.04	42±1	67±18	25.9±6.0	
	F4	56	0:1	6.26	91	119	6.4	
NAFLD/NASH	F0	62±15	0:2	2.30±0.20	25±3	23±23	18.6±5.2	
	F1	43	0:1	3.90	247	342	21.2	
	F2/A1	72	0:1	3.74	52	58	16.2	
	F3/A3	80	0:1	5.67	48	32	14.8	
ICC	F0	59	1:0	2.83	178	108	28.8	
HCC	F0	77	0:1	2.39	321	415	13.9	
PSC	F1	59	0:1	4.05	52	32	14.9	
	F2/A2	49	1:0	3.15	32	35	20.7	
drug	F1	71	1:0	2.70	28	20	14.8	
Alc	F4	72	0:1	4.47	25	25	21.8	
EPP	F4	18	1:0	8.30	229	169	12.2	

表2 肝線維化スコア：METAVIR Score

F0	線維化なし	
F1	門脈域の線維化はあるが隔壁構造は認めない	線維化軽度
F2	少数の隔壁構造がある	線維化中等度
F3	多数の隔壁構造があるが肝硬変は認めない	線維化高度
F4	肝硬変	肝硬変

（METAVIR Score）を使用し，肝癌取扱い規約に従ったFスコアを用いた。生検結果はF0：10例，F1：42例，F2：28例，F3：19例，F4：17例であった（**表2**）。

組織学的肝線維化スコアをgold standardとして，HCV，HBV，AIH，PBC，NAFLD/NASH，その他に分け，それぞれMREで得られた弾性率を比較検討した。

II. 結果

全症例の解析ではMREは肝線維化の進行とともに弾性率の上昇がみられた。各線維化スコアの弾性率の平均はそれぞれF0：2.3±0.3kPa，F1：

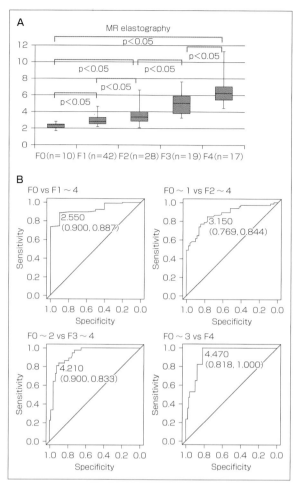

図1 MR elastography：全症例
A：肝線維化ステージの進行とともにMREは有意に上昇した。
B：いずれのステージでも良好な感度，特異度を示し，AUCも高値であった。

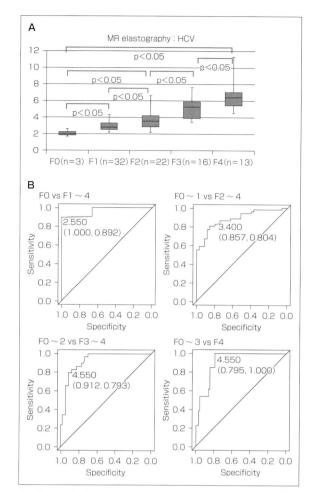

図2 MR elastography HCV
A：HCV群においても肝線維化ステージの進行によりMREの有意な上昇がみられた。
B：いずれのステージも感度，特異度，AUCは良好な値を示した。

2.9 ± 0.6 kPa，F2：3.6 ± 1.1 kPa，F3：5.0 ± 1.2 kPa，F4：6.5 ± 1.7 kPa であった。線維化スコア F0 と F1 以上，F0〜F1 と F2 以上，F0〜F2 と F3 以上，F0〜F3 と F4 以上の最適 cut off 値（感度，特異度，AUC）はそれぞれ 2.55 kPa（90％，88.7％，0.923），3.15 kPa（76.9％，84.4％，0.869），4.21 kPa（90％，83.3％，0.915），4.47 kPa（81.8％，100％，0.926）であった（図1）。

HCV群の生検結果はF0：3例，F1：32例，F2：22例，F3：16例，F4：13例であった。各線維化スコアの弾性率はF0：2.0 ± 0.3 kPa，F1：2.9 ± 0.5 kPa，F2：3.8 ± 1.2 kPa，F3：5.2 ± 1.3 kPa，F4：6.6 ± 1.8 kPa であった。最適 cut off 値（感度，特異度，AUC）は 2.55 kPa（100％，89.2％，0.996），3.40 kPa（85.7％，80.4％，0.883），4.55 kPa（91.2％，79.3％，0.923），4.55 kPa（79.5％，100％，0.926）であった（図2）。

HBV群の生検結果はF1：1例，F2：1例，F3：1例で，弾性率はF1：2.2 kPa，F2：2.0 kPa，F3：4.6 kPa であった。

AIH群の生検結果はF0：2例，F1：5例，F2：1例，F3：1例，F4：1例で，弾性率はF0：2.4 ± 0.005 kPa，F1：3.2 ± 0.6 kPa，F2：4.1 kPa，F3：3.2 kPa，F4：5.7 kPa であった。

PBC群の生検結果はF0：1例，F1：1例，F2：2例，F4：1例で弾性率はF0：2.1 kPa，F1：2.2 kPa，F2：2.9 ± 0.04 kPa，F4：6.2 kPa であった。

NAFLD/NASH群の生検結果はF0：2例，F1：1例，F2：1例，F3：1例で，弾性率はF0：2.3 ± 0.2 kPa，F1：3.9 kPa，F2：3.7 kPa，F3：5.6 kPa であった。

その他群の生検結果はF0：2例，F1：2例，F2：1例，F4：2例で弾性率はF0：2.6 ± 0.2 kPa，F1：3.3 ± 0.6 kPa，F2：3.1 kPa，F4：6.3 ± 1.9 kPa であった。

III. 考察

現在，肝線維化評価の gold standard は肝生検であるが，合併症やサンプリングエラーなどのリスクが高いことが知られている。MRE は非侵襲的な検査であり，通常の腹部 MRI 検査に加え1分ほどの検査時間の延長で撮像が可能である[5,8]。MRE による肝線維化評価については諸家の報告があり，いずれも高い感度・特異度を示し，AUC も高値であった。今回の検討でも F0 vs F1～4 では感度90％，特異度88.7％，AUC 0.923，F0～1 vs F2～4 では感度76.9％，特異度84.4％，AUC 0.869，F0～2 vs F3～4 では感度90％，特異度83.3％，AUC 0.915，F0～3 vs F4 において感度81.8％，特異度100％，AUC 0.926 と良好な結果であった。

背景肝疾患ごとの検討では，HCV 群では F0～F4 いずれのステージでも全体の平均値よりわずかに高値を呈し，NAFLD/NASH 群も全体にやや高めの値を示していた。これらは肝線維化スコアを過大評価する可能性があると考えられた。HBV 群ではいずれのステージも全体より低値を示しており，肝線維化スコアを過小評価する可能性があると考えられた。AIH 群と PBC 群は HCV 群と HBV 群の中間の値を示す傾向にあった。HBV 群が低値を示すことに関しては，cut off 値の検討において F0 vs F1～4 では HBV 群 2.56kPa，non-HBV 群 2.90kPa，F0～1 vs F2～4 では HBV 群 2.57kPa，non-HBV 群 2.90kPa，F0～2 vs F3～4 では HBV 群 2.92kPa，non-HBV 群 3.47kPa，F0～3 vs F4 では HBV 群 3.67kPa，non-HBV 群 4.65kPa と HBV 群のほうが有意に低くなっていたとの報告もされている[9]。ALT で比較すると F1 では HBV 群は 36IU/L，non-HBV 群は平均 69IU/L，F2 では HBV 群は 21IU/L，non-HBV 群は平均 73IU/L，F3 では HBV 群は 18IU/L，non-HBV 群は平均 93IU/L と HBV 群のほうが ALT が低い傾向にあり，この影響により肝硬度の低下が生じている可能性があると考えられた[10]。

病理においては肝硬変は形態学的に線維性隔壁によって肝全体にびまん性に結節が形成される状態をいい，結節の大きさにより小結節性（micronodular：直径3mm 以下）と大結節性（macronodule：直径4mm 以上）に分けられる。一般には B 型肝炎ウイルスによる肝硬変は大結節性，C 型肝炎ウイルスによる肝硬変は大結節・小結節混合性とされている。アルコール性肝硬変では小結節性であり，結節内金網状肝細胞周囲性線維化が特徴的である。線維化は中心静脈周囲や肝細胞周囲から始まる。NASH はアルコール性肝硬変と類似の所見を呈するが，脂肪変性，空胞核は NASH に優位とされ，門脈域の炎症や好中球浸潤はアルコール性肝硬変に優位とする報告がみられる。また，鍍銀染色により細網線維が格子状変化を呈する場合が NASH，充実性線維化を呈する場合がアルコール性肝硬変との報告がみられる[11,12]。AIH は肝細胞を標的とした自己免疫肝疾患であり，病理学的には慢性活動性肝炎の像を示し，門脈域を中心とした種々の程度の肝線維化と中等度～高度のリンパ球浸潤，肝小葉内の壊死炎症（lobular hepatitis），および肝限界版の壊死炎症反応（インターフェイス肝炎，ピースミール壊死）を特徴とする。高度の肝実質壊死を示すこともある。PBC は管内の小型胆管（小葉間胆管）を傷害する自己免疫肝疾患であり，慢性非化膿性破壊性胆管炎（chronic non-suppurative destructive cholangitis：CNSDC）や類上皮肉芽腫形成，進行性の胆管破壊，慢性胆汁うっ滞を伴う。病理学的には典型的な AIH と PBC は異なるが，胆管障害を伴う AIH や肝炎性変化の目立つ PBC，あるいは PBC と AIH のオーバーラップ症候群もあり，鑑別が困難を極める場合も少なくない[13～16]。MRE における弾性率の変動はこのような病理組織学的変化を反映していると考えられるが，本検討では HCV 群以外の症例数が少なく，十分な比較検討には至らなかった。今後より多くの症例の積み重ねが必要と思われる。

結 語

背景肝疾患により肝線維化ステージの平均値に変動を認めた。今後より多くの症例の積み重ねによる比較検討が必要と考えられる。

参考文献

1) Tsukuma H, Hiyama T, Tanaka S, et al：Risk factors for hepatocellular carcinoma among patients with chronic liver disease. N Engl J Med 328：1797-1801, 1993
2) Castéra L, Vergniol J, Foucher J, et al：Prospective comparison of transient elastography, Fi-

brotest, APRI, and liver biopsy for the assessment of fibrosis in chronic hepatitis C. Gastroenterology 128 : 343-350, 2005
3) 本杉宇太郎, 市川智章, 曹博信, 他：MR Elastography の初期経験：組織学的線維化スコアとの対比. 肝臓 51：508-512, 2010
4) 今野幸浩, 堀内裕次, 田中光昭, 他：肝線維化マーカー Mac-2 結合蛋白糖鎖修飾異性体（M2BP-Gi）検査の性能評価. 日臨検自動化会誌 41：714-722, 2016
5) Muthupillai R, Lomas DJ, Rossman PJ, et al : Magnetic resonance elastography by direct visualization of propagating acoustic strain waves. Science 269 : 1854-1857, 1995
6) Yin M, Talwalkar JA, Glaser KJ, et al : Assessment of hepatic fibrosis with magnetic resonance elastography. Clin Gastroenterol Hepatol 5 : 1207-1213, 2007
7) Motosugi U, Ichikawa T, Sano K, et al : Magnetic resonance elastography of the liver : preliminary results and estimation of inter-rater reliability. Jpn J Radiol 28 : 623-627, 2010
8) 菅幹生：磁気共鳴エラストグラフィ―技術と応用―. MED IMAG TECH 34：217-226, 2016
9) Chang W, Lee JM, Yoon JH, et al : Liver Fibrosis Staging with MR Elastography : Comparison of Diagnostic Performance between Patients with Chronic Hepatitis B and Those with Other Etiologic Causes. Radiology 280 : 88-97, 2016
10) Charatcharoenwitthaya P, Phisalprapa P, Pausawasdi N, et al : Alanine aminotransferase course, serum hepatitis B virus DNA, and liver stiffness measurement for therapeutic decisions in hepatitis B e antigen-negative chronic hepatitis B. Hepatol Res 46 : 1347-1357, 2016
11) 大部誠：肝硬変と非肝硬変性門脈圧亢進症の肝病理. 日門脈圧亢進症会誌 15；314-323, 2009
12) 小無田美菜：肝生検診断について. 診断病理 27：1-12, 2010
13) 中沼安二, 須藤嘉子, 大場一生：自己免疫性肝炎をめぐる最近の話題 病理診断 自己免疫性肝炎と PBC の境界病変. 肝・胆・膵 43：35-44, 2001
14) 中沼安二, 大場一生：自己免疫性肝疾患とその境界病変 病理の立場から. 日消誌 98：1247-1256, 2001
15) 中沼安二：自己免疫性肝疾患の病理. Mod Physician 23：463-468, 2003
16) 前田隆, 秋澤直明, 岩崎信二, 他：原発性胆汁性肝硬変の診断. Mod Physician 23：513-516, 2003

Abstract

Evaluation of Hepatic Fibrosis by Magnetic Resonance Elastography : Changes in Background Liver

Akihisa Kakuta[*1], Koichi Shibutani[*1], Masatoshi Iwamura[*1], Hiroshi Numao[*2], Kenya Sato[*1], Tetsuhiro Saito[*1], Yoko Yokoyama[*1], Ryoichi Yamauchi[*1], Tatsuhiko Asari[*1] and Takuya Wakasaya[*1]

Department of Radiology, Aomori Prefectural Central Hospital[*1] ;
Department of Gastroenterology, Aomori Prefectural Central Hospital[*2]

The hepatic fibrosis assessment is important by the chronic liver disease management in predicting patient prognosis and liver biopsy is currently regarded as gold standard, but it is invasive. Magnetic Resonance Elastography (MRE), which attracts attention in recent years, is a noninvasive assessment, and the hardness of liver obtained thereby correlates well with hepatic fibrosis score, and it is reported to be useful as a hepatic fibrosis index. We assessed the ability of MRE to diagnose hepatic fibrosis stage in the different background liver disease.

key words : MR elastography, FibroIndex, Chronic liver disease

なるほど統計学とおどろき Excel® 統計処理

改訂第 8 版

Excel® 統計処理用 CD-ROM（ystat2018）付属

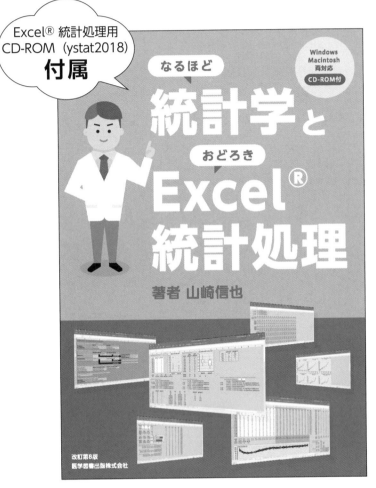

著者 山崎信也

ISBN：978-4-86517-243-0　　定価（本体 4,800 円＋税）

目次

Part 1　なるほど統計学
- Chapter 1　汎用比較統計（いわゆる有意差検定）
- Chapter 2　その他の比較統計
- Chapter 3　適切な比較統計法の選択チャート
- Chapter 4　統計に関する基本的事項
- Chapter 5　データマネージメント

Part 2　おどろき Excel® 統計処理
- Chapter 6　統計処理と Excel® について
- Chapter 7　ystat2018 使用の流れ
- Chapter 8　ystat2018 の全般的解説
- Chapter 9　各種統計方法のシートの解説
- Chapter 10　統計と Excel® のワークシート
- Chapter 11　統計数値表

25 種の統計処理法プログラム済み（Windows / Macintosh 両対応）

1. 対応がある t 検定（Paired t-test）
2. ウイルコクソン順位和検定（Wilcoxon t-test）
3. 対応がない t 検定（Unpaired t-test）
4. マンホイットニー順位和検定（Mann-Whitney U-test）
5. 対応がある分散分析（Repeated measures ANOVA）
6. フリードマン順位検定（Friedman's χ^2 r-test）
7. 対応がない分散分析（Non-repeated measures ANOVA）
8. クリスカルウオーリス順位検定（Kruskal Wallis H-test）
9. ボンフェローニ検定（Bonferroni Correction）
10. ダネット検定（Dunnett's test）
11. SNK 検定（SNK：Student-Newman-Keuls test）
12. ボンフェローニ補正ウイルコクソン検定（Wilcoxon t-test with Bonferroni correction）
13. ボンフェローニ補正マンホイットニー検定（Mann-Whitney U-test with Bonferroni correction）
14. カイ二乗検定（Chi-square test）
15. 2×2 カイ二乗検定（2×2 Chi-square test）
16. イエーツ補正 2×2 カイ二乗検定（Yates 2×2 Chi-square test）
17. フィッシャー直接確率試験（Fisher exact probability）
18. m×n カイ二乗検定（m×n Chi-square test）
19. イエーツ補正 m×n カイ二乗検定（Yates m×n Chi-square test）
20. F 検定（F-test）
21. ヒストグラム（Histogram）
22. 直線回帰（Linear regression）
23. 非直線回帰（Non-linear regression）
24. 相関（Correlation）
25. スペアマン順位相関（Spearman's correlation）

詳しくは▶URL：http://www.igakutosho.co.jp　または、医学図書出版 で検索

医学図書出版株式会社

〒113-0033　東京都文京区本郷 2-27-18（本郷 BN ビル 2 階）
TEL：03-3811-8210　FAX：03-3811-8236
URL：http://www.igakutosho.co.jp
E-mail：info@igakutosho.co.jp

次号予告（Vol.4 No.2）

特集 肝臓の"硬さ"を診療に生かす（仮題）

1. 超音波検査による肝臓の線維化の評価
   兵庫医科大学病院超音波センター　西村　貴士
2. CT検査による肝臓の線維化の評価
   福岡大学医学部放射線医学教室　吉満　研吾
3. MRI検査による肝臓の線維化の評価
   山梨大学医学部放射線医学講座　市川新太郎
4. 血液検査による肝臓の硬さの評価
   国立国際医療研究センター肝炎・免疫研究センター肝疾患研究部　考藤　達哉
5. NASH線維化のFibroScanやMRIを用いた非侵襲的な診断
   横浜市立大学大学院医学研究科肝胆膵消化器病学教室　中島　淳
6. C型慢性肝疾患におけるSVR後肝発癌を硬さから推定する
   東京医科歯科大学消化器内科　中川　美奈
7. B型慢性肝疾患核酸アナログ治療例の予後を肝臓の硬さから評価する
   金沢大学消化器内科学　川口　和紀
8. 非B非C肝癌のリスクを肝臓の硬さから評価する
   東京大学消化器科内科　建石　良介
9. 外科切除時の肝硬度測定の意義
   京都大学肝胆膵・移植外科　海道　利実

座談会

連載 若手に役立つ議論・オピニオンリーダーからのメッセージ
肝硬変の栄養療法
- 蛋白制限の見直し
  岐阜大学大学院医学系研究科消化器病態学・血液病態学第一内科　白木　亮
- 血糖コントロールをどうするか
  久留米大学医学部内科学部講座消化器内科部門　川口　巧

連載 画像診断と病理
肝内胆管癌
- 画像
  九州大学大学院医学研究院臨床放射線科学分野
  IVRグループ先進画像診断・低侵襲治療学共同研究部門　浅山　良樹
- 病理
  佐賀大学医学部病因病態科学診断病理学分野　相島　慎一

連載 新しい診断・薬の情報
- レンバチニブ
  国立がん研究センター東病院肝胆膵内科　池田　公史
- 肝臓の粘性評価
  東京医科大学消化器内科　杉本　勝俊

連載 各都道府県における肝疾患対策取り組みの現状
- 東京都
  武蔵野赤十字病院消化器科　板倉　潤

連載 エキスパート外科医に聞いてみよう
- 化学療法後の肝障害
  日本大学医学部外科学系消化器外科分野　山崎慎太郎

編集後記

　この第4巻第1号においては，今までの総括ともいえるような特集テーマ「肝疾患診療：残されたそして新たな課題」が選ばれ，それにふさわしく豪華な執筆陣による最新の知識満載の内容となった．特集にリストアップされた九つのタイトルをみるだけでも現在の肝疾患が抱える問題点や課題を知ることができ，通読いただくことで肝疾患の過去・現在・未来の全体像を理解することができる．さらには興味をもったタイトル，現在困った症例に関するタイトルだけを選んで読むことでもすぐに日常診療に役立つ知識が得られる内容になったので，若手医師たちにとっては医療現場の第一線で活躍されているトップランナーからの適切なアドバイスが得られる貴重なハンドブックとなった．どのタイトルにおいてもコンパクトかつ網羅的にまとめられ入門書としても大変読みやすいことに関してご執筆の諸先生方に深謝申し上げたい．

　その他今までの号を通して連載されている記事においても，腹腔鏡下肝切除術，C型肝炎ウイルス消失後の線維化評価，愛媛県における肝疾患対策，原発性硬化性胆管炎の症例提示，リファミキシン・レゴラフェニブに関する情報と，現在最も話題となっている内容がわかりやすく解説されている．またそれら一つ一つが今回の特集テーマの各項目とも強く関連しているのも今号の魅力と考える．

　個人的な印象を一つあげるとすると，進行肝細胞癌や原発性胆汁性胆管炎などの治療において外科治療（肝切除や肝移植）の記載が少ないことである．これは内科治療の進歩の表れであるとともに，外科診療のさらなる進歩への期待と考え，自分を含め外科医の奮起が必要と痛感した．そのなかで腹腔鏡下肝切除術の項目ではその開発から長年にわたり活躍されたエキスパートの先生が安全性への取り組みとその成果を含めわかりやすく概説くださっているので，外科医以外の先生方にも是非ご一読いただきたい．

帝京大学医学部附属病院肝胆膵外科
佐野　圭二

編集委員会

Chief Editor：泉　　並木
　　　　　　　高山　忠利
Editorial Board：朝比奈靖浩　　土谷　　薫
　　　　　　　糸井　隆夫　　宮山　士朗
　　　　　　　海道　利実　　森本　　学
　　　　　　　佐々木素子　　山門亨一郎
　　　　　　　佐野　圭二　　山崎慎太郎
　　　　　　　杉本　勝俊　　吉満　研吾
　　　　　　　建石　良介　　四柳　　宏

肝臓クリニカルアップデート

定　価　本体2,800円＋税
Vol. 4　No. 1
平成30年5月31日　発行

編　集　肝臓クリニカルアップデート編集委員会
発行者　鈴木文治
発行所　医学図書出版株式会社
　　　〒113-0033　東京都文京区本郷2-29-8　大田ビル
　　　電話　03-3811-8210　　FAX　03-3811-8236
　　　http://www.igakutosho.co.jp
　　　振替　東京00130-6-132204

・Published by IGAKU TOSHO SHUPPAN Co. Ltd. 2-29-8 Ota Bldg. Hongo, Bunkyo-ku, Tokyo © 2018, Printed in japan.
・本誌に掲載された著作物の翻訳・複写・転載・データベースへの取り込みおよび送信に関する許諾権は，小社が保有します．
・JCOPY ＜(社)出版者著作権管理機構　委託出版物＞
本誌の無断複写は著作権法上での例外を除き禁じられています．複写される場合は，そのつど事前に(社)出版者著作権管理機構（電話03-3513-6969, FAX 03-3513-6979, e-mail：info@jcopy.or.jp）の許諾を得てください．